超声诊断从入门到精通系列

张建兴　陈 铃　总主编

腹部超声入门

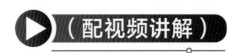

（配视频讲解）

周建华　郑 玮　王建伟　主编

化学工业出版社

·北京·

图书在版编目（CIP）数据

腹部超声入门：配视频讲解 / 周建华，郑玮，王建伟主编 . -- 北京：化学工业出版社，2024.10.
（超声诊断从入门到精通系列 / 张建兴，陈铃总主编）.
ISBN 978-7-122-46102-5

Ⅰ. R572.04

中国国家版本馆 CIP 数据核字第 2024R0B640 号

责任编辑：赵玉欣　王新辉　　　　　　装帧设计：关　飞
责任校对：王　静

出版发行：化学工业出版社
　　　　　（北京市东城区青年湖南街13号　邮政编码100011）
印　　装：中煤（北京）印务有限公司
710mm×1000mm　1/16　印张10¼　字数206千字
2024年10月北京第1版第1次印刷

购书咨询：010-64518888　　　　　　售后服务：010-64518899
网　　址：http://www.cip.com.cn

定　　价：59.80元

本册编写人员名单

主　　编　周建华　郑　玮　王建伟

编　　者（以姓氏笔画为序）
　　　　　　王建伟　云　苗　刘　敏　李　擎　邹学彬
　　　　　　林庆光　周建华　郑　玮　郭智兴　符　娟
　　　　　　韩　竞　彭　川　燕翠菊

视频编辑　李　擎

图文编辑　薛　瑶　张泳彦

插图绘制　亓毛毛

丛书序

超声医学作为现代医学的璀璨明珠，已发展成为一门临床不可或缺的诊疗技术。它以其无创、无痛、实时动态的特点，深受患者与医生的青睐。同时，超声医学的精准诊断能力，更是为临床医生提供了有力的支持，帮助他们在疾病的早期发现、早期诊断、病情评估以及治疗方案制订等方面取得了显著进步。

随着超声技术的不断发展与创新，其在临床中的应用范围也日益广泛。从最初的腹部脏器检查，到如今的乳腺、甲状腺、卵巢、心脏等多个系统的病变管理，超声医学正逐渐渗透到医学的各个领域。各种基于超声病变规范管理的指南也应运而生，如乳腺病变管理的 ACR BI-RADS 分类、甲状腺病变管理的 C-TIRADS / ACR TI-RADS 分类、卵巢肿瘤的 ACR O-RADS 分类、肝肿瘤的 ACR LI-RADS 分类等。这些指南不仅为医生们提供了病变管理的科学依据，更成了病变管理的重要工具，推动着超声医学在临床实践中的广泛应用。同时，也有利于初学医生对病灶特征的掌握、降低学习难度。

然而，超声医学博大精深，对于初学者来说，这无疑是一座高山。"超声诊断从入门到精通系列"的编写，汇聚了来自临床一线专家们的智慧与经验。他们深知初学者在超声医学领域的困惑与挑战，因此，旨在通过这套丛书，为初学者打开超声医学的大门，引导他们逐步掌握超声扫查的基本技巧与要领。

从本丛书中，读者可以学习到超声解剖的基础知识，了解超声扫描的基础知识和技能。同时，通过丰富的病例分析，读者将能够深入了解各种病变的超声表现及其规范管理，从而在实际操作中更加得心应手。

本丛书以简洁明了的语言、实用有效的案例以及生动形象的手绘示意图，帮助读者迅速掌握超声医学的精髓。无论是对于刚刚踏入超声医学领域的初学者，还是希望进一步提升自己技能的临床医生，本丛书都将是一套不可或缺的参考书。

最后，我要衷心感谢所有为本丛书付出辛勤努力的专家们。他们的无私奉献与智慧结晶，将为超声医学领域的发展注入新的活力。让我们携手共进，在超声医学的道路上不断探索、前行！

丛书主编

前言

为了帮助超声诊断初学者快速掌握腹部超声的基础知识、基本技术和诊断思路，从而准确规范地进行超声检查和诊断，我们组织一批长期在超声临床诊断一线工作的、理论和实践基础都非常扎实的同道共同编写了《腹部超声入门（配视频讲解）》。

全书共9章，第1～8章涵盖了肝、胆囊及胆道、胰腺、脾、肾及输尿管、膀胱与前列腺、消化道、腹膜后及腹腔超声检查。每个脏器均详细讲述了患者准备、仪器调节、扫描方法、正常解剖、超声测量及正常参考值，以及常见病变的临床特点、超声诊断要点、典型超声图像、鉴别诊断，力求为读者提供系统、全面的入门指引。第9章对病例分析与超声诊断报告书写进行了详细的介绍。

为使初学者的学习曲线更平滑，学习后能够在实践中快速上手，尽快实现从入门到精通的进阶，编者做了如下几点设置。

第一，将"临床取向"贯穿全书。临床工作流程怎么样，就怎么写；临床需要的知识点和技能，简明扼要讲清楚；临床常见病的超声诊断详细讲。

第二，"看图说话"，降低入门难度。标准扫查切面除了典型声像图外，还配有手绘示意图，解剖结构一一标清，方便初学者掌握声像图与解剖结构的对应关系。

第三，大量常见病的典型病例（包含分型分期）的深度讲解，帮助初学者检验所学，快速进阶。

第四，视频演示腹部超声示范性操作及诊断专题讲解，可供初学者反复揣摩学习。

最后，向所有为本书的编写和出版付出辛勤劳动的同道表示衷心的感谢！希望这本书能够对读者学习和实践起到一定的帮助和指导作用，为各位医师在腹部超声诊断领域取得良好的起步和发展提供支持。

编者
2023年9月

目录

第3章
胰腺超声检查 / 049

第4章
脾脏超声检查 / 064

第5章
肾脏及输尿管超声检查 / 075

第8章
腹膜后及腹腔超声检查 / 132

第9章
病例分析与诊断报告书写 / 145

第10章
示范性操作视频+超声造影诊断肝脏局灶性病变讲课视频 / 149

参考文献 / 150

第1章

肝脏超声检查

1.1 肝脏超声检查方法

【患者准备】

肝脏常规超声检查前一般无须特殊准备，如受腹腔气体影响可嘱患者饮水 500 ～ 800mL 形成透声窗后检查，必要时配合半坐位、左侧卧位及呼吸配合。

【仪器调节】

选用高分辨率和高灰阶的腹部实时彩色多普勒诊断仪，扫查多选用凸阵探头，成人常用频率为 1.0 ～ 5.0MHz，对于儿童或需要了解肝脏表面结构时可选用频率更高的微凸阵探头（4.0 ～ 9.0MHz）或线阵探头（3.0 ～ 9.0MHz）。

【扫查方法及要点】

肝脏大部分被肋骨遮挡，仰卧位是扫查肝脏常规检查体位，充分暴露乳头至脐之间的腹部区域，双手置于枕后，有利于肋间隙增宽，从左肋下、剑突下、右肋下和右肋间等进行扫查。扫查时配合深吸气可减少肋骨遮挡区域。

超声扫查肝脏需要多角度、多切面、多体位、有序进行。一般建议按照如下方法自左向右做连续断层扫查：左肋缘下斜切扫查、左上腹及剑突下纵切扫查、剑突下横切扫查、右肋缘下斜切扫查、右肋间斜切扫查和肝右叶冠状切扫查。

仰卧位肝脏扫查不满意时，可配合左侧卧位、右侧卧位扫查，相应卧位的对侧手臂上抬以增加肋间距，通过右肋间、左肋间扫查肝右叶、脾脏、肝左叶等相应区域。部分患者因消化道胀气、肋骨遮挡肝左外侧角，可采用坐位或半卧位扫查。

超声检查发现异常声像时应详细了解个人病史、诊疗经过等，对鉴别寄生虫感染、肿瘤等均有重要提示作用。

1.2 正常肝脏的超声图像及测量方法

【正常解剖及超声图像】

肝脏是人体最大的实质器官，也是人体内最大的腺体，肝脏大部分位于右季肋区和上腹部，小部分达左季肋区。肝脏为不规则的楔形器官，分为脏、膈两面。肝上界与膈穹窿一致，膈面借镰状韧带将肝脏分为左叶和右叶，右叶大而厚，左叶小而薄。肝的下面凹凸不平，称为脏面，朝向后下方，与腹腔器官相邻。脏面的中部有呈"H"形的两条纵沟和一条横沟。左侧纵沟的前部有肝圆韧带，为胚胎时期脐静脉闭锁的遗迹；右侧纵沟的前部容纳胆囊，后部紧接下腔静脉。横沟称为第一肝门，肝固有动脉、门静脉、肝管、淋巴管及神经等结构由此出入肝脏。第一肝门处肝左、右管在前，肝固有动脉左、右支居中，门静脉左、右支居后。第二肝门位于腔静脉沟的上端处，是肝左、中、右静脉出肝后立即注入下腔静脉的部位（图1-2-1）。

肝脏的毗邻：肝右叶上缘紧贴膈穹窿，第一肝门处与十二指肠上曲相邻，肝右前叶与结肠右曲相邻，肝右后叶毗邻右肾及肾上腺，肝左内叶接幽门，肝左外叶左下侧与胃前壁相邻，肝左外叶后缘毗邻腹主动脉旁、食管。

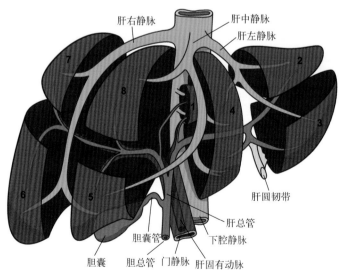

图1-2-1 肝脏分段解剖示意图

1—尾状叶；2—左外叶上段；3—左外叶下段；4—左内叶；5—右前叶下段；
6—右后叶下段；7—右后叶上段；8—右前叶上段

正常肝脏轮廓光滑，整齐，边缘锐利。上腹部纵切扫查，肝左叶呈三角形，肝右叶断面显示肝右叶呈类扇形。肝脏回声呈中等均匀点状回声，分布均匀，与肾脏皮质回声相近。肝内管道中门静脉、肝动脉壁回声呈高回声，其余管道壁呈稍低回声（图1-2-2～图1-2-5）。

【测量方法及正常参考值】

① 肝左外叶纵切面（图1-2-2）：测量肝左叶径线——左叶厚度测量点分别置于肝左叶前、后缘最宽处的肝包膜处（+），测量其最大前后距离，即肝左叶前后径；测量点分别置于肝左叶的上、下缘包膜处，即肝左叶上下径（＊）。

② 剑突下横切面（图1-2-3）：显示门静脉左支"工"字结构。

③ 右肋缘下斜切面（图1-2-4）：以肝右静脉和肝中静脉汇入下腔静脉的右肋缘下肝脏斜切面为标准测量切面，测量肝右叶最大斜径；测量点分别置于肝右叶前、后缘包膜处，测量垂直距离。

④ 肝右叶肋间斜切面（图1-2-5）：用于显示门静脉、胆囊和肝右叶主要叶，测量肝右叶前后径：测量点分别置于肝右叶前后包膜处，测量包膜间的垂直距离。

【断面显示】

见图1-2-2～图1-2-5。

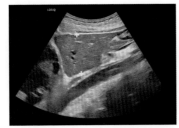
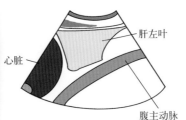
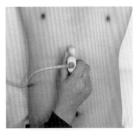

(A) 肝左外叶纵切面声像图　　　(B) 肝左外叶纵切面示意图　　　(C) 肝左外叶纵切面扫查手法

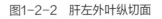

图1-2-2　肝左外叶纵切面

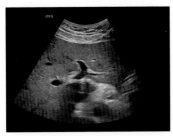
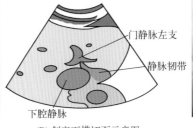
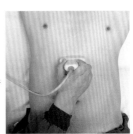

(A) 剑突下横切面声像图　　　(B) 剑突下横切面示意图　　　(C) 剑突下横切面扫查手法

图1-2-3　剑突下横切面

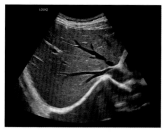
(A) 右肋缘下斜切面声像图

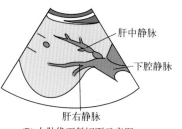
(B) 右肋缘下斜切面示意图

肝中静脉
下腔静脉
肝右静脉

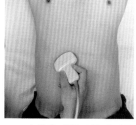
(C) 右肋缘下斜切面扫查手法

图1-2-4　右肋缘下斜切面

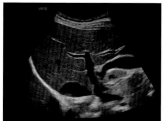
(A) 肝右叶肋间斜切面声像图

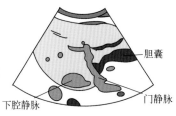
(B) 肝右叶肋间斜切面示意图

胆囊
门静脉
下腔静脉

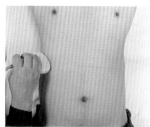
(C) 肝右叶肋间斜切面扫查手法

图1-2-5　肝右叶肋间斜切面

【正常参考值】

肝右叶：最大斜径 10 ～ 14cm，前后径 8 ～ 10cm，横径＜ 10cm。

肝左叶：前后径≤ 6cm，上下径≤ 9cm。

门静脉主干内径：1.0 ～ 1.2cm。

胆管：肝内胆管内径≤ 2mm，肝总管内径 4 ～ 6mm，胆总管内径 6 ～ 10mm，长 4 ～ 8cm。

1.3　常见的肝脏良、恶性病变

1.3.1　肝脏弥漫性病变

1.3.1.1　肝炎、肝硬化

【临床特点】

肝脏炎性病变常由于物理、化学、病毒、自身免疫或代谢异常导致肝脏免疫系统激活，引发肝细胞变性、坏死、淤胆、肝血窦扩张，急性期表现为中央静脉压力增高，导致门静脉回流受阻。门静脉压力增高可导致肝细胞淤血、肝脏体积增大。随着疾病进展，如果炎症继续加重会表现为大片肝坏死、肝体积缩小、肝衰竭的临床症状和体征；炎症局限或阶段性清除后，出现坏死后成纤维细胞增生、假小叶形成等表现，导致肝纤维化，随着疾病迁延成肝硬化。临床上，将 6 个月内消退的肝炎称为急性肝炎，将病程持续超过 6 个月的称为慢性肝炎。慢性肝炎反复迁延不愈，会向肝纤维化、肝硬化发展。

【超声表现】

轻度急 / 慢性肝炎超声检查往往没有特异性，应结合临床资料综合判断。中重度急性肝炎大体表现为肝脏体积增大、增厚、形态饱满，肝包膜光滑、边缘锐利。而肝实质往往表现为实质回声减低或回声细密类似脂肪肝声像（图 1-3-1），肝内血管分支管壁回声增强，血管断面清晰，其中尤以门静脉明显，称为"满天星征"（图 1-3-2）。

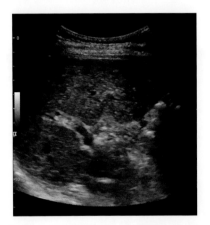

图1-3-1　急性肝炎二维声像图（一）

肝脏实质回声减低

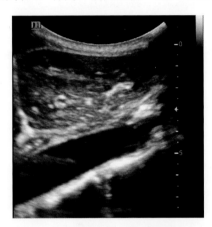

图1-3-2　急性肝炎二维声像图（二）

血管壁回声增强，呈"满天星征"

随着疾病进展，肝炎迁延不愈，呈现慢性病程，慢性肝炎过程中出现成纤维细胞增生，分泌胶原蛋白、糖蛋白等，它们弥漫性过度沉积在微环境中，这是肝脏的病理学修复过程，这个过程称为肝纤维化，对此超声检查往往没有特异性。各种慢性肝病继续进展，呈现以肝脏弥漫性纤维化、假小叶形成、肝内外血管增殖为特征的病理阶段，称为肝硬化。

典型的肝硬化表现为肝脏形态变化，往往右叶和左内叶萎缩，尾状叶和左外叶增大，肝包膜呈现凹凸不平甚至锯齿状改变，边缘角变钝或不规则，肝实质表现为弥漫性不均匀增粗，有结节状低回声或高回声结节（图 1-3-3）。肝内管道表现为肝静脉受压变细，门静脉分支管径扩张，门静脉主干内径增宽超过 12mm（图 1-3-4），甚至出现门静脉海绵样变，CDFI 示血流变细扭曲，门静脉呈反向血流。除肝脏表现外，可伴随邻近器官改变，包括脾脏增大（图 1-3-5）；胆囊壁增厚呈"双边征"（图 1-3-6）；闭锁的静脉或韧带重新开放，如脐静脉、静脉韧带等；腹腔出现可游离性积液。

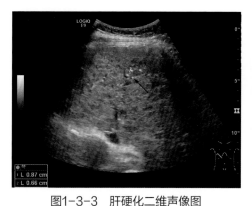

图1-3-3　肝硬化二维声像图

肝脏实质弥漫性不均匀增粗，可见多个低回声结节
（➝）

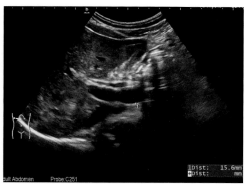

图1-3-4　门静脉主干内径增宽二维声像图

门静脉主干内径增宽约15.6mm（＞12mm）

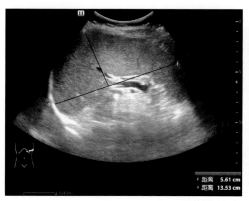

图1-3-5　脾肿大二维声像图

脾脏体积增大，形态饱满，长径约135mm，厚径约
56mm，实质回声均匀

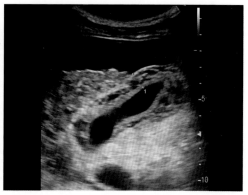

图1-3-6　胆囊壁水肿二维声像图

胆囊壁增厚约11mm，分层，呈"双边征"

【鉴别诊断】

超声图像提示肝脏弥漫性病变时，需要结合病史、临床特征和实验室检查，注意鉴别不同病因导致的肝炎，包括病毒性肝炎（乙型肝炎、丙型肝炎），以及自身免疫性肝炎、药物性肝炎、酒精性肝炎或代谢性异常导致的肝炎。

1.3.1.2　脂肪肝

【临床特点】

因久坐不动、膳食热量过高、膳食结构不合理等不健康饮食习惯，导致代谢功能紊乱，出现肝脏脂肪堆积，在排除饮酒或合并其他肝脏疾病后，可以诊断代谢相关脂肪性肝病。代谢相关脂肪性肝病的一种表现就是脂肪肝。代谢相关脂肪性肝病诊断标准是基于肝脏脂肪堆积的组织学、影像学及血液生物标志物证据，同时具备下列 3 个条件之一：超重 / 肥胖、2 型糖尿病、代谢功能障碍。

【超声表现】

超声是诊断肝脂肪变性的首选方法，超过 5% 的肝细胞出现脂肪变性，超声就能诊断脂肪肝。当超过 20% 的肝细胞出现脂肪变性时，超声诊断的准确性降低。典型的脂肪肝诊断有肝脏体积增大，测值超过正常上限，肝实质回声前场细密回声增高，回声高于肾、脾，远场回声衰减（图 1-3-7），肝内管道显示不清，CDFI 显示肝脏彩色血流减少或不易显示。

脂肪肝超声分度：①轻度——肝实质回声细密，远场衰减不明显，肝内管道显示基本正常；②中度——肝实质前场回声增强细密，远场衰减明显，肝内管道显示欠清晰；③重度——肝实质回声远场明显衰减，显示不清，膈肌显示不清（图 1-3-8）。虽然很多文章引用脂肪肝超声分度，但是其受检查者及仪器影响较大，且与病理不匹配，因此不建议常规进行脂肪肝超声分度。对于肝实质回声衰减而致肝脏无法完全显示，会导致部分局灶性病变漏诊的可能，这种情况下应及时告知患者并结合 CT/MRI 综合评估病情，避免漏诊。

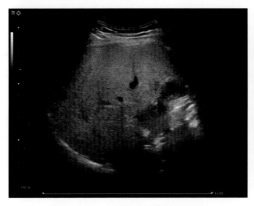

图 1-3-7　脂肪肝二维声像图

肝实质前场细密回声增高，远场回声衰减

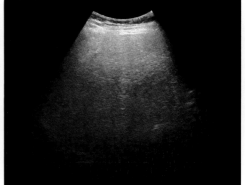

图 1-3-8　重度脂肪肝二维声像图

肝实质回声远场明显衰减，显示不清，膈肌显示不清

【鉴别诊断】

脂肪肝可以由于单纯代谢异常导致肝脏脂肪堆积，也可以与肝纤维化、酒精性肝炎或药物性肝炎同时出现，特别是肝硬化同时存在脂肪肝的情况下，容易掩盖局灶性病变的超声特征，需要借助超声造影和其他影像学综合判断。

1.3.2 肝局灶性病变

1.3.2.1 肝囊肿

【临床特点】

发生在肝脏实质内的囊泡状病变统称为肝囊肿。肝囊肿是一种常见的肝良性病变，按病因可分为寄生虫性、先天性（约90%）、创伤性、炎症性和肿瘤性。一般情况下诊断的肝囊肿是指先天性肝囊肿，即真性囊肿。临床上可分为单纯性肝囊肿和多囊肝病，前者包括单发、多发性肝囊肿，病因及发病机制尚不明确，已提出的假说有迷走胆管堵塞和发育异常、后天性肝组织退行性变等；后者为常染色体显性遗传性疾病，常合并多囊肾。

组织学上先天性肝囊肿来源于胆管上皮，囊壁由上皮细胞组成，囊液多呈无色或透明，伴出血时可呈现为棕褐色。大多数肝囊肿生长缓慢，多无症状，在体检时发现。

【超声表现】

超声是诊断肝囊肿的首选方法，具有较高的敏感性，超声对1cm大小的囊肿诊断准确率可达95%以上。典型的肝囊肿超声表现为囊壁薄、边界光滑、内部无回声、后方回声增强，病灶较大时可显示侧方声影，CDFI示囊肿壁及内部无血流信号（图1-3-9）。部分囊肿可见纤细分隔，在内部出血合并感染情况下，囊内可漂浮强回声点（图1-3-10）。

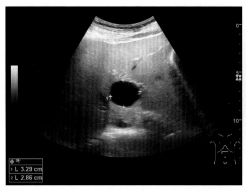

图1-3-9 单纯性肝囊肿二维声像图

肝左叶可见一个囊性病灶，大小约33mm×29mm×26mm，囊壁薄，边界光滑，内部无回声，后方回声增强

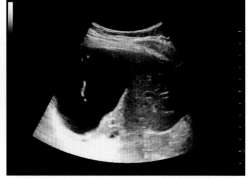

图1-3-10 肝囊肿二维声像图

肝右叶可见一巨大囊性病灶，大小约72mm×46mm×83mm，内壁光滑，内透声好，可见条带状高回声

【鉴别诊断】

① 肝脓肿：脓肿囊壁往往较厚，很少完全液化，可见低回声区域，囊肿周边可见片状高回声，探头扫查时局部可有压痛。而肝囊肿往往囊壁薄、光滑。

② 肝肿瘤坏死液化：肿瘤性坏死往往处于肿瘤中央或偏心存在，坏死区域往往呈极低回声，很少出现完全液化，液化区域旁可见实性部分或乳头状凸起。而肝囊肿患

者没有肿瘤病史，囊肿壁薄、光滑。

③ 肝包虫病：病灶呈现多个囊，大囊内有小囊，透声欠佳，流行病学上有牧区生活史。而肝囊肿多是单发单囊，往往囊壁薄、光滑。

1.3.2.2 肝脓肿

【临床特点】

肝脓肿是各种致病因素侵入肝脏引起的肝内局灶性、化脓性病变。肝脓肿常见的类型包括细菌性、寄生虫性、真菌性和结核性，其中细菌性肝脓肿最常见（约占80%）。细菌性肝脓肿以男性好发，男女发病率之比为2：1，以右肝单发多见，临床主要表现为发热、腹痛、乏力、恶心、呕吐、食欲不振、皮肤及黏膜黄染等症状体征，实验室检查常见白细胞计数及C反应蛋白等炎症指标升高，但也有部分患者腹部症状及体征不明显。其中糖尿病、高血压、恶性肿瘤均是高危因素。肝脓肿需要早期复查超声，评估脓肿液化情况，抗炎治疗1周内要多次复查以评估病情变化。

【超声表现】

超声是诊断肝脓肿（图1-3-11）的一线检查手段，还可以引导介入穿刺治疗。随着病情变化，肝脓肿超声声像并不相同。①脓肿早期（图1-3-12）：表现为肝脏内局灶性低回声，边界不清，边缘不完整，病灶周围可见稍高回声带，病灶内及边缘可探及点条状血流信号。②脓肿形成期：表现为边界不清晰，囊壁厚、欠光滑，内部呈无回声或云雾状，后方回声增强，病灶周边可见炎症水肿高回声带。③脓肿吸收期（图1-3-13）：可表现为病灶缩小，液性区域减少或消失，脓肿内部呈斑片状或者条索状高

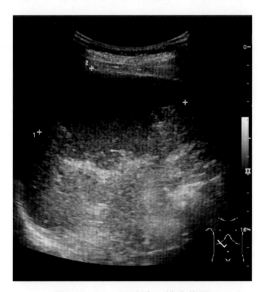

图1-3-11　肝脓肿二维声像图

肝内可见一个低回声灶，大小约63mm×45mm×53mm，不规则形，边界模糊，内部回声不均匀，后方回声稍增强

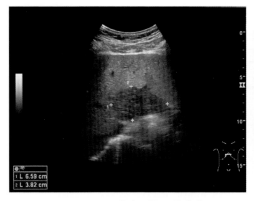

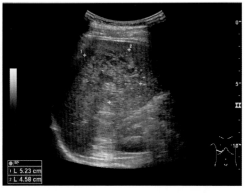

图1-3-12　肝脓肿早期二维声像图

图1-3-13　肝脓肿吸收期二维声像图

肝内可见一个低回声灶，大小约66mm×47mm×38mm，边界模糊，内部回声不均匀，后方回声稍增强

肝内可见一个混合回声灶，大小约52mm×46mm×46mm，边界模糊，内部回声高低不均匀，呈筛孔状，后方回声无改变

回声。④慢性脓肿期：病灶内呈杂乱高回声，可伴有钙化。超声造影（CEUS）表现：早期病灶呈现动脉相高增强，边缘模糊，门脉相消退，类似肝癌造影声像；脓肿吸收期表现为周边环状高增强，内部蜂窝状增强及无增强区域，门脉相及延迟相消退。

【鉴别诊断】

① 肝肿瘤坏死液化：肿瘤性坏死往往处于肿瘤中央或偏心存在，坏死区域液化，液化区域旁可见实性部分或乳头状凸起。而肝脓肿有相应的红、肿、热、痛的临床表现，周边可见高回声水肿带。

② 肝囊肿：囊肿壁往往光滑，囊内透声好，后方回声增强。而肝脓肿往往囊壁厚薄不均，内部透声欠佳。

③ 肝包虫病：病灶呈现多个囊，大囊内有小囊，透声欠佳，流行病学上有牧区生活史。而肝脓肿往往单发，囊壁厚薄不均，内部透声欠佳。

1.3.2.3　肝结核

【临床特点】

肝结核是由结核分枝杆菌定植于肝脏组织而引起的疾病，根据结核分枝杆菌感染肝脏的同时是否伴有肝外结核，可分为原发性肝结核和继发性肝结核两种。原发性肝结核非常罕见，在结核病例中仅占1%左右。继发性肝结核为结核病全身播散的局部表现，此类患者往往合并肝外结核病，如肠结核、腹腔淋巴结结核、肾结核和肺结核常见。肝结核患者往往没有特异性临床症状，一般以结核感染的全身症状为主要表现，全身症状有低热、盗汗、消瘦，少数患者有肝区疼痛。抗结核药物起效较慢，对于诊断明确的肝结核，建议每3～6个月复查超声以评估病情变化。

【超声表现】

　　肝结核作为结核病的局灶性表现，往往患者症状不明显，或者体检时意外发现，超声特征不明显，难以与其他肝脏局灶性疾病鉴别。二维超声上肝脏病灶表现多样，部分呈现强弱相间的混合回声，部分呈现为中央极低回声/无回声周边稍高回声（图1-3-14），部分可表现为斑片状强回声。CDFI示病灶内往往无血流信号，周边可见少量血流信号。其超声造影（CEUS）特点常与慢性肝脓肿、肝转移癌相似，表现为动脉相边缘厚环状高增强，增强范围可在动脉后期增大，病灶内部呈蜂窝状高增强（图1-3-15）及无增强区域。

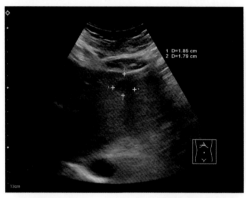

图1-3-14　肝结核二维声像图

肝内可见一混合回声灶，大小约为19mm×18mm×14mm，边界模糊，中央呈低回声，周边呈稍高回声

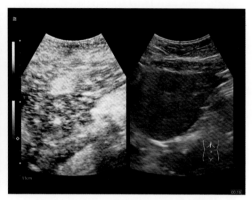

图1-3-15　肝结核病灶造影声像图

动脉相呈高增强，中央呈蜂窝状

【鉴别诊断】

　　① 肝转移癌：肝转移癌往往有原发病史，二维超声可见牛眼征，病灶往往多发，病灶较小时很少出现中央无增强区域。而肝结核患者往往没有肿瘤病史，病灶呈片状，占位感不强，内部较少出现无增强区域。

　　② 肝脓肿：细菌性肝脓肿往往有发热、肝区疼痛病史，二维超声上更多出现高回声水肿带，超声造影（CEUS）上更多出现无增强区域，抗炎治疗后病灶缩小更明显。而肝结核往往没有红、肿、热、痛病史，病灶呈片状，占位感不强，内部较少出现无增强区域。

1.3.2.4　肝血管瘤

【临床特点】

　　肝血管瘤是成人肝脏最常见的良性肿瘤，无明显恶变表现及倾向，常被认为是胚胎发育过程中血管过度发育或血管内皮细胞异常增生导致的血管畸形，在婴儿/儿童时期可自行消退。成人发病可能与酒精摄入、性激素异常有关，成人肝血管瘤以女性多见，发病率为 0.4% ~ 20%，往往没有症状，在健康体检中偶然发现。根据肿瘤含纤维组织多少，可分为硬化性血管瘤、血管内皮细胞瘤、毛细血管瘤和海绵状血管瘤等亚型，其中以海绵状血管瘤最多见。

【超声表现】

① 高回声：肝脏局灶性圆形或椭圆形、边界清晰的高回声结节，边缘回声较强，部分可见边缘裂开征，CDFI 可见血管进入、血管穿通征。

② 混合回声：病灶较大时往往表现为混合回声，内部回声高低相间，可呈管网状或出现不规则的结节状或条块状低回声区（图1-3-16），有时可出现钙化强回声及后方声影。

③ 低回声（图 1-3-17）：病灶呈现为边界不清的低回声结节，边缘不规则，部分边缘可见高回声带，此类血管瘤较容易与肝细胞癌混淆。韩国学者研究提示可以通过 Valsalva 动作中出现肝血管瘤病灶回声增强、边缘显示清晰，用于鉴别血管瘤与肝细胞癌。

相对于二维超声和 CDFI 的特征，CEUS 的特征则更加有诊断意义：动脉相病灶周边结节状增强（图 1-3-18），门脉相及延迟相则向心性填充、呈高增强，表现为"快进慢出"。

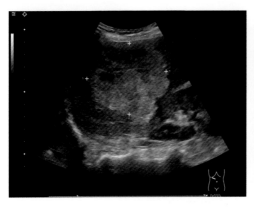

图1-3-16　肝血管瘤二维声像图（一）

肝内可见一混合回声团，大小约为67mm×57mm×52mm，边界清楚，内部多呈高回声且见不规则低回声区

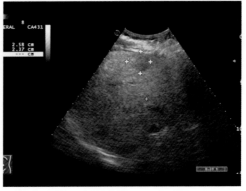

图1-3-17　肝血管瘤二维声像图（二）

脂肪肝背景下，肝内可见一低回声结节，大小约为26mm×24mm×16mm，边界欠清楚，内部回声均匀，后方回声无明显改变

【鉴别诊断】

① 肝转移癌：肝转移癌往往有原发病史，大部分有低回声晕，对于结直肠癌肝转移病灶往往表现为高回声，容易与肝血管瘤混淆，此种肝转移癌在 CEUS 上表现为快进快退，而肝血管瘤在 CEUS 上表现为病灶周边结节样高增强，超声造影表现有助于鉴别这两种病变。

② 肝细胞癌：大多数肝细胞癌呈低回声，较容易与高回声血管瘤区分，对于小部分低回声的血管瘤，CEUS 上表现为动脉相均匀高增强、门脉相消退，这种情况两者很难鉴别，需要多种影像学检查进行综合评估，必要时行活检病理明确诊断。

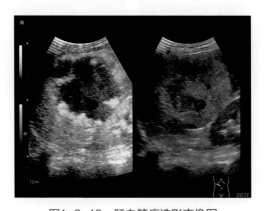

图1-3-18　肝血管瘤造影声像图

动脉相病灶周边结节状增强

1.3.2.5　肝细胞腺瘤

【临床特点】

肝细胞腺瘤（HCA）是一种肝脏良性肿瘤，发病率仅次于肝血管瘤。女性常见，好发于育龄期女性，男女发病比为1∶（8～11），病变常是孤立性单发。肝细胞腺瘤往往无症状，在体检时发现，少数由于病灶破裂出血出现的腹痛和休克而被发现。肝细胞腺瘤确切病因目前尚不十分明确，目前多认为与口服避孕药和类固醇药物使用、肥胖、糖原贮积病和代谢综合征有关。

【超声表现】

肝细胞腺瘤的超声特征是肝内单个低回声或等回声结节，椭圆形或类圆形，边界清晰，边缘完整光滑，周边无明显包膜回声，后方回声无明显改变（图1-3-19）。CDFI示病灶周边可见丰富条状血流信号，内部可见散在点状血流信号（图1-3-20）。典型肝细胞腺瘤CEUS表现为动脉相快速向心性高增强（图1-3-21），门脉相呈稍高增强，延迟相呈等或稍低增强。部分肝细胞腺瘤病灶较大，瘤内出血吸收后内部可呈高低混杂回声，CEUS表现为动脉相出现无增强区域，易与肝细胞癌混淆。

【鉴别诊断】

① 肝细胞癌：大多数较大的肝细胞癌呈不均匀低回声，CEUS上表现为动脉相不均匀高增强，门脉相早期消退，这种情况较容易与肝细胞腺瘤鉴别。对于小于2cm的肝细胞腺瘤与肝细胞癌，二维超声与CEUS表现类似，容易混淆，必要时需要活检明确。

② 肝脏局灶性结节增生：多切面扫查时可见放射状或星芒状血流向边缘延伸，CEUS表现为动脉相离心性高增强，这些特点较容易与肝细胞腺瘤区分。

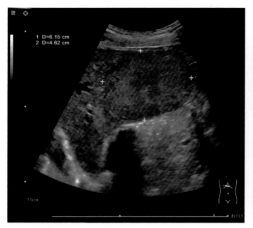

图1-3-19　肝细胞腺瘤二维声像图

肝内可见一个等回声团，大小约48mm×45mm×39mm，边界清楚，内部回声均匀

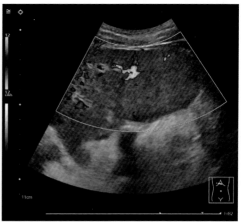

图1-3-20　肝细胞腺瘤彩超图

CDFI示病灶边缘条状血流信号，中央散在点状血流信号

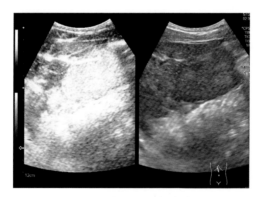

图1-3-21　肝细胞腺瘤超声造影表现

典型的肝细胞腺瘤超声造影动脉相呈团状高增强

1.3.2.6　肝脏局灶性结节增生

【临床特点】

肝脏局灶性结节增生（hFNH）是一种肝脏良性非肿瘤性病变，发病率仅次于血管瘤。hFNH病理上是肝实质对肝内血管畸形或血管损伤的增生性反应，是非肿瘤性增生，目前认为无恶变倾向。本病具体发病机制尚不明确，可能病因包括血管畸形、药物性肝损伤、吸烟等。hFNH往往没有症状，常为单发，大多由于体检或其他疾病偶然发现，破裂出血非常罕见，发病率上男女性接近，女性略高于男性，口服避孕药不是病因但可能导致病变增大。

【超声表现】

hFNH 的超声特征往往是肝内单个结节，大多呈椭圆形或类圆形，边界清晰，边缘完整光滑，周边无明显包膜回声（图 1-3-22）；部分可呈不规则形，边界不清晰，内部回声多为稍低或稍高回声，部分中央可见多条粗线状高回声呈放射状分布，延伸至病灶边缘，病灶后方回声无明显改变。CDFI 示病灶内部可见丰富条状血流信号，典型的病灶中央可见放射状或星芒状血流信号向边缘延伸（图 1-3-23）。hFNH 的典型 CEUS 表现为动脉相快速离心性高增强（图 1-3-24），门脉相呈高增强，延迟相呈高增强或等增强，病灶内无明显无增强区域。

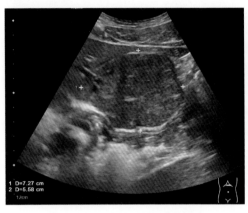

图1-3-22　hFNH二维声像图

肝内可见一个稍低回声团，大小约73mm×56mm×59mm，边界清楚，内部回声均匀

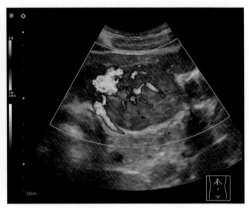

图1-3-23　hFNH彩超图

CDFI示肝内病灶中央放射状或星芒状血流信号

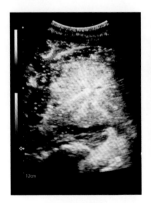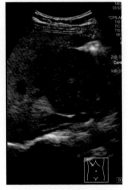

图1-3-24　hFNH超声造影声像图

动脉相快速离心性高增强，病灶内无明显无增强区域

【鉴别诊断】

① 肝细胞癌：大多数较大的肝细胞癌呈不均匀低回声，CEUS 上表现为动脉相

不均匀高增强，门脉相早期消退，这种情况较容易与hFNH鉴别。对于小于2cm的hFNH与高分化肝细胞癌，CEUS上表现相似，容易混淆，需要结合肝炎病史、肿瘤标志物等综合判断。

②肝细胞腺瘤：hFNH多切面扫查时可见放射状或星芒状血流向边缘延伸，CEUS表现为动脉相离心性高增强；而肝细胞腺瘤常为向心性高增强，延迟相可出现低增强。

1.3.2.7　肝血管平滑肌脂肪瘤

【临床特点】

血管平滑肌脂肪瘤是一种较罕见的间叶来源的肿瘤，主要由血管、平滑肌和脂肪组成，最常见于肾脏，其次是肝脏。肝血管平滑肌脂肪瘤（HAML）是血管周上皮样细胞瘤（PEComa）家族中的一种，根据三种成分的构成比例将血管平滑肌脂肪瘤分为4型。①混合型：实性大片样的肌细胞混杂有小片状脂肪细胞，而在两种成分间穿插不规则的厚壁血管。②平滑肌型：以肌细胞成分为主，构成窦状小梁，脂肪成分＜10%；根据平滑肌细胞形态又可分为上皮样细胞型、中间细胞型、梭形细胞型、单形性细胞型及多形性细胞型。③脂肪型：脂肪成分＞70%，上皮细胞与短梭状肌细胞在脂肪间形成网状结构。④血管型：由粗大厚壁血管组成，细胞成分少。

肝血管平滑肌脂肪瘤常常无明显症状，多为体检或其他疾病影像学检查时偶然发现，女性好发，常常无肝炎、肝硬化等基础疾病，病灶较大时偶有压迫症状。

【超声表现】

肝血管平滑肌脂肪瘤由于三种成分比例的不同，超声特征也呈现多样性。其超声特征为：往往是肝内单个病灶，大多呈椭圆形或类圆形，边界清晰，边缘完整光滑，部分病灶周边可见包膜样回声，平滑肌型多表现为均匀的低回声（图1-3-25），混合型表现为高低混杂回声（图1-3-26），脂肪型表现为均匀高回声（图1-3-27），后方

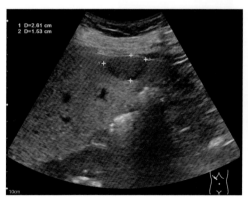

图1-3-25　肝血管平滑肌脂肪瘤
（平滑肌型）二维声像图

肝内见一个低回声结节，大小约26mm×15mm×15mm，边界清楚，内部呈均匀低回声

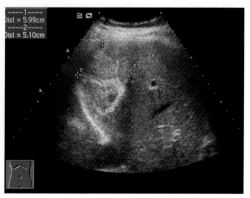

图1-3-26　肝血管平滑肌脂肪瘤（混合型）
二维声像图

肝内见一个混合回声团，大小约60mm×56mm×51mm，边界尚清楚，内部回声高低不均

回声衰减。CDFI示病灶内部往往血流信号较少，血管型可见较丰富条状血流信号。其典型CEUS表现为动脉相快速均匀高增强，门脉相及延迟相呈高增强或等增强（图1-3-28），病灶内未见无增强区域。部分不典型病例CEUS表现为动脉相均匀高增强，门脉相及延迟相呈低增强（图1-3-29），表现为"快进快退"，容易和肝细胞癌混淆。

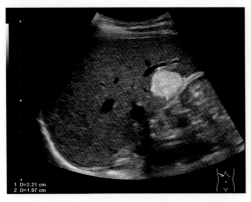

图1-3-27　肝血管平滑肌脂肪瘤（脂肪型）二维声像图

脂肪型病灶呈高回声

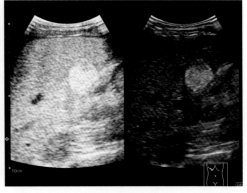

图1-3-28　肝血管平滑肌脂肪瘤（脂肪型）造影表现

CEUS示延迟相呈高增强

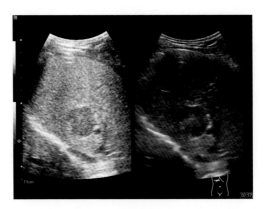

图1-3-29　肝血管平滑肌脂肪瘤（不典型）造影表现

CEUS示延迟相呈低增强

【鉴别诊断】

① 肝细胞癌：大多数较大的肝细胞癌呈不均匀低回声，CEUS表现为动脉相不均匀高增强，门脉相早期消退，这种征象容易与混合型肝血管平滑肌脂肪瘤鉴别。平滑肌型肝血管平滑肌脂肪瘤与肝细胞癌在CEUS上表现相似，容易混淆，需要结合肝炎

病史、肿瘤标志物等综合判断。

② 肝细胞腺瘤：肝细胞腺瘤往往呈均匀低回声，超声造影动脉相向心性高增强，延迟相可以出现低增强。而肝血管平滑肌脂肪瘤典型 CEUS 表现为动脉相快速均匀高增强、门脉相和延迟相呈高增强或等增强。因此，超声造影特点有助于二者的鉴别。

1.3.2.8　肝细胞癌

【临床特点】

原发性肝癌是指肝实质细胞恶变形成的恶性肿瘤，包括来源于肝细胞和肝内胆管上皮细胞的恶性肿瘤，有三种不同的病理类型：肝细胞癌（HCC）、肝内胆管癌（ICC）和混合型肝细胞 - 胆管癌（cHCC-CCA），其中肝细胞癌是最常见的类型，占 75% ～ 85%。中国的肝细胞癌新发病例约占全球新发病例的 55%，我国大多数肝细胞癌患者有慢性乙型肝炎病毒感染，其次是丙型肝炎病毒感染、酗酒、非酒精性脂肪肝、长期使用被黄曲霉素污染的食物等。在各种病因导致的肝硬化背景下，肝硬化结节由再生结节、低级别异型增生结节、高级别异型增生结节逐渐发展为肝细胞癌，在这个过程中门静脉血供逐渐减少，动脉血供逐渐增加，细胞异型性增加获得增殖、侵袭性、生存优势等变化，从而转化成肝细胞癌。

肝细胞癌男性多发，早期往往没有特异性临床症状，一般以乏力、消瘦、食欲不振、腹胀等为主要临床表现，在体检和其他疾病影像学检查时发现。中晚期患者往往伴有肝区持续性钝痛、胀痛甚至放射至肩部，出现贫血、黄疸、腹水、下肢水肿等症状。实验室检查中异常凝血酶原（PIVKA Ⅱ）、甲胎蛋白（AFP）、血清甲胎蛋白异质体（AFP-L3）和血浆游离微 RNA（miRNA）可作为肝细胞癌早期诊断标志物。

【超声表现】

肝细胞癌多发生在慢性肝炎、肝硬化背景下，组织学上分为结节型、巨块型和弥漫型。结节型和巨块型表现往往相近，典型超声表现为：肝脏有肝硬化声像，伴随门静脉高压声像，即肝脏实质回声增粗不均匀，脾大、门静脉增宽或海绵样变等；在肝硬化背景下，肝内可见局灶巨大病灶（图 1-3-30）或结节融合状病灶或肝内多发病灶，呈椭圆形或圆形，边界清晰，多为低回声或高低混杂回声，病灶较大时内部可见坏死液性区域，可见"结中结"表现（图 1-3-31）。弥漫型肝细胞癌较少见，表现为肝实质弥漫增粗，多发片状斑块改变；间接征象可表现为肝内血管受压，门静脉受侵出现门静脉癌栓（图 1-3-32），肝门区淋巴结肿大较少见。CDFI 探及瘤周绕行血管，瘤内血供丰富，病灶较大的可见动脉分支供血。CEUS 表现为"快进慢退"，动脉相不均匀高增强（图 1-3-33），坏死区域可见无增强区，门脉相和延迟相呈轻度低增强（图 1-3-34）。

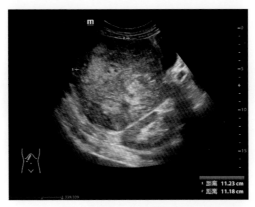

图1-3-30　肝细胞癌（巨块型）二维声像图

肝内见一个巨大实性团块，大小约112mm×112mm，边界不清，内部回声高低不均，可见"结中结"表现

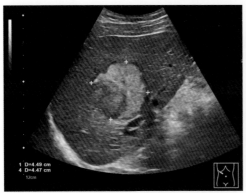

图1-3-31　肝细胞癌"结中结"二维声像图

病灶较大时内部可见坏死液性区域，大小约27mm×25mm×23mm，可见"结中结"表现

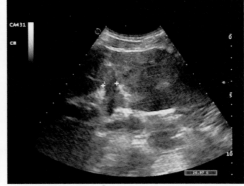

图1-3-32　门静脉癌栓二维声像图

门静脉增宽，内径约12mm，内见实性低回声充填，范围约42mm×13mm×12mm

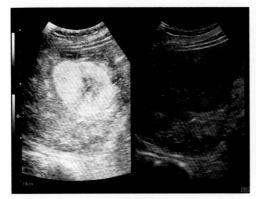

图1-3-33　肝细胞癌造影表现（动脉相）

超声造影动脉相呈不均匀高增强，中央可见坏死区呈无增强

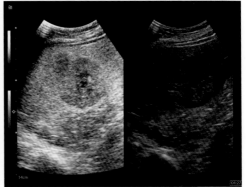

图1-3-34　肝细胞癌造影表现（延迟相）

超声造影延迟相呈轻度低增强，中央可见坏死区呈无增强

【鉴别诊断】

① 肝内胆管癌：起源于末梢胆管的肝内胆管癌往往表现为肿块形成型，边界不清，内部呈低回声时，容易与肝细胞癌混淆。肝内胆管癌往往没有肝炎病史，胆管扩张和胆管癌栓更常见，CEUS 表现为"快进快退"，60s 内门脉相消退时间更早，消退程度更显著。实验室检查中以 CA19-9、CEA 和 CA125 升高为主，AFP 和 PIVKA Ⅱ 在正常范围。通过肝炎病史、肿瘤标记物和声像上表现以肿块还是以胆管扩张为主，可以将肝细胞癌与肝内胆管癌区分开。

② 肝血管平滑肌脂肪瘤：肝血管平滑肌脂肪瘤往往呈现高低混杂回声，罕见出现坏死情况，往往没有肝炎病史，CEUS 表现为动脉相均匀高增强，门脉相和延迟相呈高增强或等增强。肝细胞癌在 CEUS 上表现为快进慢退，与肝血管平滑肌脂肪瘤的造影声像不同。

③ 肝细胞腺瘤：肝细胞腺瘤往往为均匀低回声，没有肝炎病史，超声造影动脉相向心性高增强，延迟相可以出现低增强。而肝细胞癌在 CEUS 上表现为快进慢退，CEUS 的特点容易将两者鉴别。

1.3.2.9　肝内胆管癌

【临床特点】

肝内胆管癌（ICC）是起源于肝内二级胆管至肝内末梢胆管分支的胆管上皮细胞的恶性肿瘤，是原发性肝癌中第二常见的类型，占原发性肝癌的 10%～15%。肝内胆管癌往往没有肝炎、肝硬化背景，但仍有部分患者有病毒性肝炎感染史，目前可能的高危因素有肝内胆管结石、病毒性肝炎、原发性硬化性胆管炎、先天性胆道异常、肝吸虫感染、代谢性疾病、毒物和职业暴露。

肝内胆管癌大体分型有肿块形成型、管周浸润型、管内生长型和混合生长型。肿块形成型最为常见，占比超过 85%，此类型通常有瘤体感，但通常缺乏完整包膜，容易伴肝内转移；管周浸润型病灶常沿胆管侵袭性生长和扩散，导致胆管狭窄及远端胆管扩张；管内生长型的特征是扩张的胆管内存在乳头状或结节状病变。

早期肝内胆管癌大多数无特异性症状，往往体检时偶然发现。肿瘤进展时患者可出现右季肋区或背部疼痛、不明原因低热或梗阻性黄疸等。CA19-9、CEA 和 CA125 是肝内胆管癌最常用的血清学标志物。

【超声诊断】

肝内胆管癌多在正常肝背景下，大体上以肿块形成型为主（图 1-3-35）。肿块形成型的典型超声表现：正常肝背景下，肝内可见单个或多个低回声病灶，形态不规则，边界不清晰，多为低回声，部分可呈高低混杂回声，间接征象为病灶远端胆管受压扩张（图1-3-36），胆管受侵出现胆管癌栓（图1-3-37），肝门区淋巴结肿大（图1-3-38）。CDFI 示瘤内未见血流信号。CEUS 表现为动脉相呈不均匀高增强，门脉相 60s 内消退，消退程度显著。

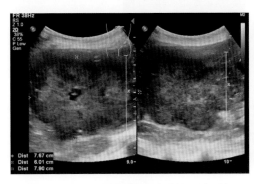

图1-3-35　肝内胆管癌（肿块形成型）
二维声像图

肝内可见一巨大实性低回声团，大小约为79mm×77mm×60mm，边界尚清，内部回声不均

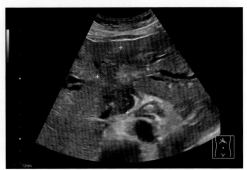

图1-3-36　肝内胆管癌二维声像图

可见周边胆管受压扩张

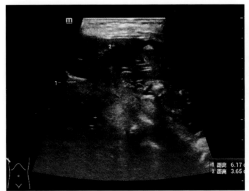

图1-3-37　胆管受侵二维声像图

病灶沿着胆管生长，胆管内范围约62mm×35mm，周边远端小胆管可见扩张

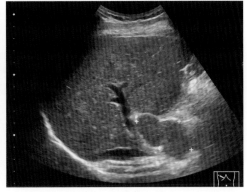

图1-3-38　肝门区肿大淋巴结二维声像图

第一肝门门静脉主干旁可见肿大淋巴结，大小约53mm×42mm×28mm，呈融合状，内部未见淋巴结门回声

　　管周浸润型、管内生长型和混合生长型肝内胆管癌占比较小，超声往往表现为边界不清的低回声区域，与正常肝实质回声相近，以胆管扩张、胆管内低回声病变为典型声像，CEUS 表现为动脉相环状高增强（图1-3-39），门脉相早期消退，消退程度显著，延迟相呈"黑洞征"。

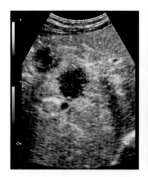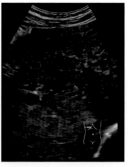

图1-3-39　肝内胆管癌造影表现

超声造影动脉相呈周边不均匀高增强，内部呈网格状高增强

【鉴别诊断】

① 肝细胞癌：肝细胞癌在二维超声表现上瘤体占位感更明显，病灶较大时容易出现坏死液化区域，CEUS表现为"快进慢退"，门脉相消退时间较肝内胆管癌更晚，呈轻度低增强。实验室检查中以AFP和PIVKAⅡ升高为主，CA19-9、CEA和CA125的检测值往往在正常范围。

② 肝细胞腺瘤和肝血管平滑肌脂肪瘤：肝血管平滑肌脂肪瘤往往呈现高低混杂回声，罕见出现坏死情况，往往没有肝炎病史，CEUS表现为动脉相均匀高增强，门脉相和延迟相呈高增强或等增强。肝细胞腺瘤往往为均匀低回声，没有肝炎病史，超声造影动脉相向心性高增强，延迟相可以出现低增强。而肝内胆管癌CEUS表现为动脉相环状高增强，门脉相和延迟相呈显著低增强。

1.3.2.10　肝转移癌

【临床特点】

肝转移癌是指肝外部位形成的原发肿瘤经血流或淋巴转移至肝脏，并在肝脏定植形成单发或多发癌灶，常见的原发部位有胆囊、结直肠、肺、乳腺、胰腺、胃等。患者一般有明确的原发肿瘤病史，伴非特异性症状，如体重减轻、腹水、肢体水肿等，部分病因不明者多表现为肝内多发病灶，常不伴肝炎肝硬化声像。

【超声表现】

肝转移癌往往是在正常肝背景下，典型超声表现为病灶周边可见较宽的低回声，病灶中心呈高回声，称为"牛眼征"（图1-3-40）；病灶往往多发，肝内散在分布；病灶回声与原发肿瘤有关，胃肠道来源的往往呈高回声（图1-3-41），乳腺、肺、胰腺等来源的往往呈低回声（图1-3-42），淋巴瘤浸润往往表现为片状低回声，边界不清晰（图

1-3-43）。CDFI 示瘤内往往无血流信号，CEUS 表现为动脉相环状高增强（图 1-3-44），部分病灶也可呈均匀高增强（图 1-3-45），门脉相（＜60s）出现消退，造影剂完全流出，门脉相及延迟相呈现"黑洞征"（图 1-3-46）。

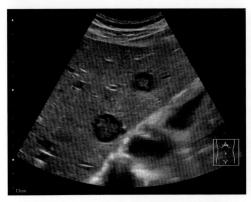

图1-3-40　鼻咽癌肝转移癌"牛眼征"
二维声像图

肝右叶病灶，中心呈高回声，大小约25mm×23mm×20mm，周边可见不完整低回声晕

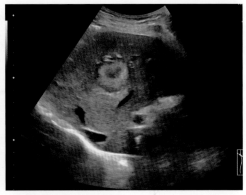

图1-3-41　结肠癌肝转移癌二维声像图

肠癌术后发现肝占位患者，病灶位于肝右叶，中心呈高回声，大小约33mm×28mm×26mm，周边可见不完整低回声晕

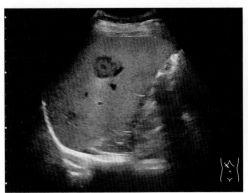

图1-3-42　胰腺癌肝转移癌二维声像图

胰腺癌初诊患者，肝右叶可见一个低回声病灶，大小约27mm×24mm×22mm，病灶内部呈高回声，中央可见极低回声，周边可见晕环回声

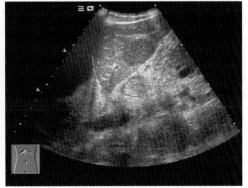

图1-3-43　淋巴瘤浸润二维声像图

肝左外叶可见一个低回声病灶，大小约36mm×26mm×25mm，椭圆形，边界欠清，内部回声均匀

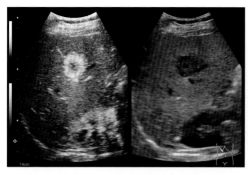

图1-3-44　鼻咽癌肝转移癌造影表现
（动脉相）

超声造影动脉相呈厚环状高增强，内部呈无增强

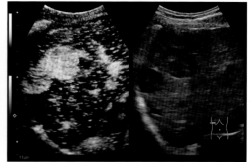

图1-3-45　胰腺癌肝转移癌造影表现
（动脉相）

超声造影动脉相呈均匀高增强

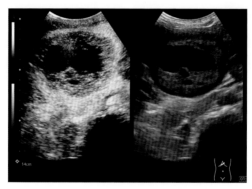

图1-3-46　神经内分泌癌肝转移癌造影表现（延迟相）

超声造影延迟相呈显著低增强，呈"黑洞征"

【鉴别诊断】

① 炎性假瘤：炎性假瘤往往单发，边界不清，内部可出现强回声等征象，没有原发肿瘤病史。而肝转移癌往往多发，边界可见不规则晕环回声，有原发肿瘤病史。

② 肝内胆管癌：肝内胆管癌往往单发，胆管扩张和胆管癌栓更常见，CEUS 表现为动脉相不均匀高增强，实验室检查中以 CA19-9、CEA 和 CA125 升高为主。而肝转移癌往往多发，有原发肿瘤病史。

（郭智兴　邹学彬）

第2章

胆囊及胆道超声检查

2.1 胆囊及胆道超声检查方法

【患者准备】

胆囊及胆道超声检查前要求患者空腹，通常情况下在检查前一天晚上要求清淡饮食或者禁食 8h 以上。这些都是为了让胆囊充盈，方便检查。若患者就诊需求为急腹症查因时，可不要求禁食。

【仪器调节】

选择凸阵或线阵探头，探头频率 3.5MHz。儿童可应用 5.0MHz 线阵探头，肥胖患者可以用 2.5MHz 凸阵或线阵探头。

【扫查方法及要点】

患者取仰卧位或左侧卧位，探头置于右肋缘下及肋间，通过纵切及斜切，发现胆囊并进行胆囊长轴扫查，然后取垂直于长轴的横断面做连续观察。对于高位胆囊或可疑颈部结石者，患者可采用坐立位及胸膝位等。

胆管检查常于剑突下、右肋弓下和右肋间扫查。胆管通常分为肝内胆管和肝外胆管。肝内胆管包括左、右肝管及其分支，在肝内与门静脉伴行，三级以上胆管正常情况下往往不能清晰显示，肝内胆管检查时常沿伴行的门静脉追踪扫查。肝外胆管检查时，首先在肝门部门静脉主干旁寻找肝外胆管上段，之后加压并下移探头，追查肝外胆管，观察胰头段肝外胆管时，加压探头以清楚显示胰头部，并以胰头作为透声窗观察胰头段肝外胆管。

常见的胆囊伪像及避免方法如下。

① 混响伪像：胆囊体底部靠近较薄的腹壁时，体底部出现与腹壁平行的高回声带，故易漏诊胆囊体底部病变。避免方法：增加耦合剂用量，以增加探头与胆囊间的距离；变换体位；使用线阵探头；改变探头与体表的

角度；聚焦变浅。

　　② 旁瓣伪像：多出现于螺旋瓣周围或颈部，易误判为胆泥沉积。避免方法：变换体位；改变探头与体表角度；调整聚焦位置。

　　③ 部分容积效应：邻近胆囊的胃肠道气体强回声及声影看似位于胆囊腔内的结石。避免方法：变换体位，观察强回声是否随重力移动；探头加压刺激肠道蠕动。

2.2　正常胆囊及胆道的超声图像及测量方法

【正常解剖及超声图像】

　　正常胆囊轮廓清晰，囊腔内为无回声，胆囊远场回声增强，形态多变，长轴切面呈梨形，胆囊壁由内而外分为黏膜层、黏膜下层、肌层和浆膜层。肝内胆管包括左、右肝管及其分支，三级以上胆管正常情况下往往不能清晰显示。肝外胆管通常分为上段和下段，一般将肝总管和胆总管十二指肠上段称为肝外胆管上段，其余部分称为肝外胆管下段，肝外胆管下段由于气体干扰经常不能显示（图2-2-1）。

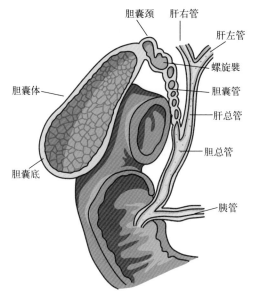

图2-2-1　胆囊胆道解剖示意图

【断面显示】

　　见图 2-2-2 ～图 2-2-5。

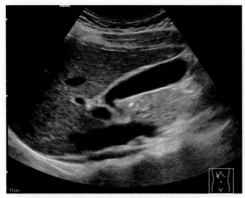

(A) 右肋弓下胆囊长轴切面声像图

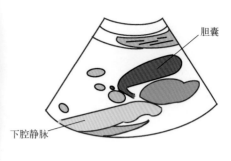

(B) 右肋弓下胆囊长轴切面示意图

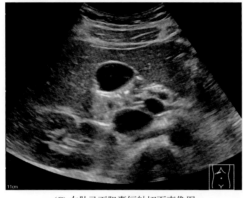

(C) 右肋弓下胆囊短轴切面声像图

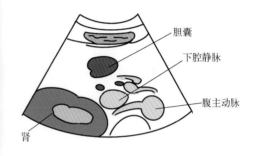

(D) 右肋弓下胆囊短轴切面示意图

图2-2-2　右肋弓下胆囊长轴及短轴切面

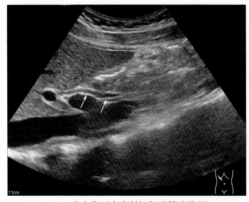

(A) 右上腹正中旁斜切胆总管声像图

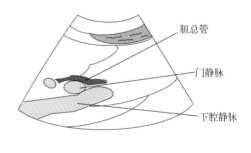

(B) 右上腹正中旁斜切胆总管示意图

图2-2-3　右上腹正中旁斜切胆总管

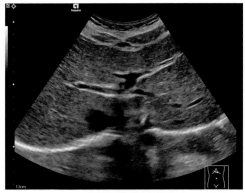

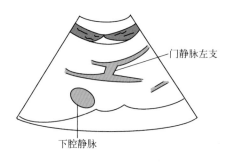

(A) 剑突下横切面声像图　　　　　　　(B) 剑突下横切面示意图

图2-2-4　剑突下横切面（门静脉左支前方寻找左肝管）

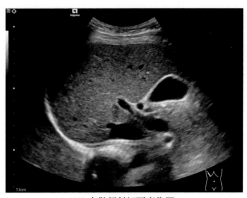

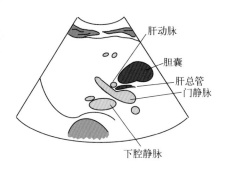

(A) 右肋间斜切面声像图　　　　　　　(B) 右肋间斜切面示意图

图2-2-5　右肋间斜切面（门静脉右支前方寻找右肝管）

【测量方法及正常参考值】

胆囊于最大切面测量长径及宽径；在胆囊充盈的正常情况下，声束垂直于胆囊壁时测量胆囊壁厚度。成年人胆囊长径≤9cm，宽径≤4cm；胆囊壁厚度＜3mm（图2-2-6）。

注意：a. 若胆囊有反折，长径应分段测量累加；b. 胆囊形态很重要，反映张力状态；c. 依据中国超声医师协会最新指南，测量胆囊大小时不包括胆囊壁；d. 必要时胆囊壁厚度可在短轴切面测量。

左右肝管在门静脉左右支前方，内径在2mm以下（图2-2-4、图2-2-5）；肝内胆管正常情况下不扩张，超声无法显示。肝外胆管内径一般为5～8mm，一般不超过10mm（图2-2-7），部分胆囊切除后患者及老年人肝外胆管会稍增宽。

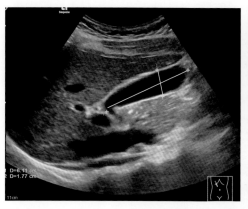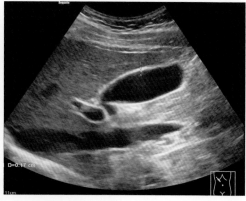

图2-2-6 胆囊测量切面声像图

长径为胆囊颈至胆囊底部囊壁相连内径，宽径为与长径垂直的体部最宽径；胆囊壁厚度为底部或体部的前壁厚度

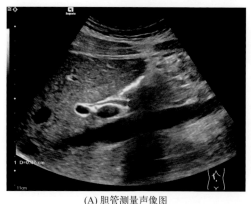

(A) 胆管测量声像图

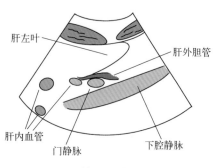

(B) 胆管测量示意图

图2-2-7 胆管测量图

2.3 常见胆囊良、恶性病变

2.3.1 胆泥

【临床特点】

胆泥（biliary sludge）为胆固醇结晶、胆红素钙盐、来自胆道的碎屑等，与胆汁混

杂所形成的混合物。全胃肠外营养、禁食、快速减肥、妊娠、器官移植、某些药物的使用（头孢曲松、奥曲肽等）等被认为与胆泥的形成密切相关。胆泥可无临床症状，但也可表现为胆绞痛。

【超声表现】

超声检查是胆泥首选的诊断方法，超声造影可以鉴别诊断胆泥与胆囊肿瘤。胆道内镜则是胆泥诊断金标准。

根据胆泥是否具有相对成形的形态，其典型的超声表现分为胆泥球与胆囊淤泥两种。

① 胆泥球：有成形的形态，后方无声影，内部无血流，患者体位改变时可见团块缓慢移动但团块形态仍保持相对固定（图2-3-1）。

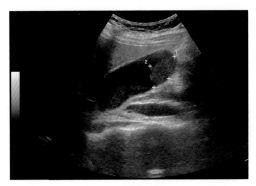

图2-3-1　团块状的胆泥球二维声像图

胆泥具有成形的形态，后方无声影

② 胆囊淤泥：胆囊内无定形的低回声（图2-3-2），无声影，随着患者体位的改变，淤泥可能会缓慢地随重力沉降。胆囊无回声区充满云雾状光点，可能合并胆囊结石（图2-3-3）。

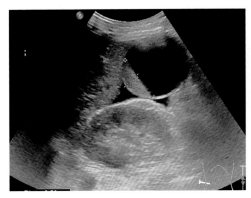

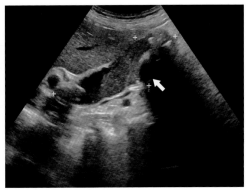

图2-3-2　胆囊淤泥二维声像图（一）

胆囊内无定形低回声

图2-3-3　胆囊淤泥二维声像图（二）

胆囊充满云雾状光点合并胆囊结石

【鉴别诊断】

胆泥球需与胆囊息肉、胆囊肿瘤进行鉴别。鉴别要点：胆泥球后方无声影、内部无血流，改变体位可移动，随访可见团块消失；可与胆囊结石、胆囊息肉及胆囊肿瘤合并存在。

2.3.2　胆囊结石

【临床特点】

胆囊结石是最常见的胆系疾病，女性多于男性。临床症状无特异性，有梗阻时可出现胆绞痛，常被误诊为胃肠疾病或心绞痛。

【超声表现】

完整扫查胆囊的纵切面和横切面，空腹和改变体位是诊断胆囊结石的重要手段，注意特殊类型结石的诊断。

（1）典型表现　①胆囊腔内强回声团；②伴有声影；③结石回声移动。上述征象是超声诊断胆囊结石的可靠依据（图2-3-4）。

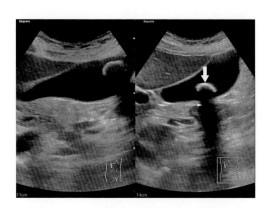

图2-3-4　胆囊结石典型表现二维声像图

胆囊腔内见一个强回声团，大小约20mm×15mm，后方伴声影，改变体位可见结石回声移动（⇨：强回声团；➡：结石后方声影）

（2）非典型表现

① 充满型胆囊结石：胆囊内充满结石，胆囊无回声区消失，胆囊前壁呈强回声，后方伴声影，出现囊壁-结石-声影三联征（WES征）（图2-3-5）。

② 胆囊颈结石：有胆汁衬托时，胆囊颈结石在横切面可出现靶环征（胆囊壁强回声-胆汁无回声-结石强回声）（图2-3-6）；当结石嵌顿于颈部时，可见胆囊肿大或颈部有声影。

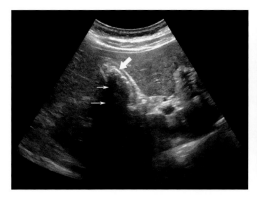

图2-3-5　充满型胆囊结石二维声像图

胆囊腔内充满强回声结石，胆囊无回声区消失，胆囊前壁呈强回声，后方伴声影（⇨：胆囊前壁；➡：结石伴声影）

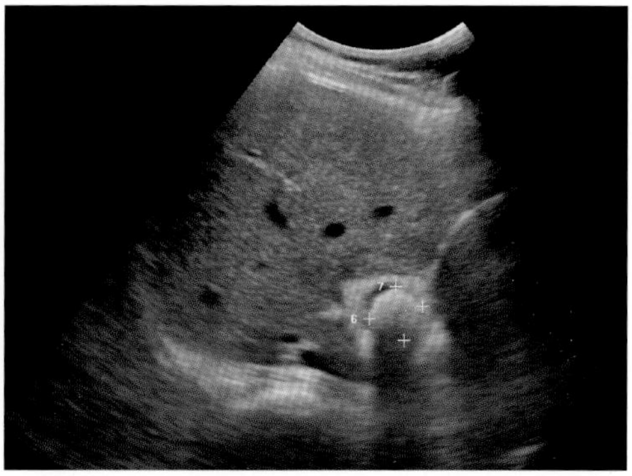

图2-3-6　胆囊颈部结石（横断面）声像图

可见胆囊颈部一个大小约20mm×19mm的强回声团伴后方声影，有胆汁衬托时，表现为靶环征

【鉴别诊断】

① 肠道气体：可通过改变体位及改变探头方向进行鉴别。肠道气体形成的强回声团不稳定，不随胆囊移动，后方声影内可有多重反射的回声光带，杂乱、混浊。

② 浓缩的胆汁、胆泥等沉积物需与泥沙样结石鉴别。前者常有胆道梗阻或长期禁食病史，胆囊内沉积物具有浮动感，改变体位时移动速度较慢。

2.3.3　胆囊炎

2.3.3.1　急性胆囊炎

【临床特点】

本病是最常见的急腹症之一，病因有细菌感染、结石梗阻、胰液反流等，患者常有发热、畏寒、呕吐等症状，主要临床特征是右上腹绞痛和胆囊区压痛［超声墨菲（Murphy）征阳性[1]］。实验室检查有白细胞计数增高，血清胆红素或碱性磷酸酶增高。

【超声表现】

① 胆囊肿胀，轮廓模糊，张力增高，宽径超过 4cm。

② 胆囊壁弥漫增厚（≥3mm），浆膜下水肿时出现"双边征"（图 2-3-7）。

③ 胆囊内沉积物，胆囊无回声区出现稀疏或密集的分布不均的细小或粗大回声斑点，呈云雾状，为胆囊积脓的表现。

④ 胆囊周围积液：胆囊炎性渗出时可在胆囊窝探及液性暗区；胆囊穿孔时，扩张的胆囊缩小，胆囊周围液区透声差，可见粗细不等的点状或带状回声；严重者可形成脓肿。

---

　❶　超声墨菲（Murphy）征阳性：将探头压迫胆囊体表区则触痛加重，探头深压腹壁接近胆囊底部时嘱患者深吸气，触痛加剧并突然屏住气不动。

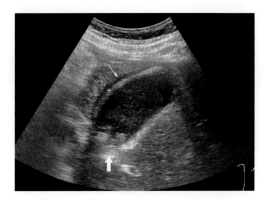

图2-3-7 急性胆囊炎二维声像图

胆囊肿胀，胆囊壁增厚，呈"双边征"（——→），胆囊内沉积物伴结石（⇨）

扫查时还应注意胆囊壁的连续性，早期识别胆囊穿孔；对于有明确临床症状的患者应追问胆石症病史。

【鉴别诊断】

① 胆囊体积增大：单纯性胆囊体积增大患者无临床症状，且胆囊内胆汁透声好。

② 胆囊壁增厚：常见的非胆囊病变所致的胆囊壁增厚是低蛋白血症，以肝硬化患者最常见，此时患者合并有肝脏体积缩小、肝叶比例失调、肝边缘变钝及腹水等肝硬化超声表现。

③ 胆囊内沉积物：胆囊内沉积性回声可以是病理性的，如脓液或脱落的细胞屑等多发生于胆囊炎患者，也可以是功能性的，如淤滞浓缩胆汁内形成的胆色素钙颗粒或胆固醇结晶，多发生于胆道梗阻患者。如沉积物内出现密集点状强回声，需与泥沙样结石鉴别。

2.3.3.2　慢性胆囊炎

【临床特点】

慢性胆囊炎是急性胆囊炎反复发作，使胆囊壁粘连、囊壁增厚、瘢痕纤维化形成，最终导致胆囊萎缩、功能减退或丧失，常合并结石。常有胆绞痛史，常见临床症状有腹胀、右上腹隐痛不适、厌油感、嗳气、食欲不振等，进食油脂类物后疼痛加剧。部分患者可无临床症状。

【超声表现】

检查内容：胆囊增大或缩小的程度；胆囊壁有无增厚、回声是否增高；胆囊内有无结石、蛔虫等；是否随体位变化；胆囊收缩功能是否降低或消失。超声诊断是慢性胆囊炎诊断的标准条件之一，因此超声诊断应谨慎。

① 胆囊缩小，严重者胆囊腔缩窄；胆囊壁增厚，常达 5mm 以上；胆囊壁毛糙、不规则（图 2-3-8）。

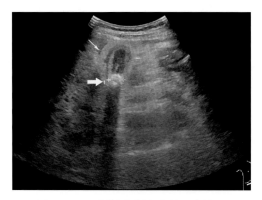

图2-3-8 慢性胆囊炎合并胆囊结石
二维声像图

胆囊体积缩小，囊壁增厚合并结石（➡：囊壁增厚；⇨：胆囊结石）

② 胆囊内透声差，出现云雾状回声；合并结石时，可探及强回声团。

③ 炎症较重者，胆囊壁增厚，回声增强，可出现类似"双边征"；合并周围炎症者，胆囊形态消失。

④ 脂餐试验时，胆囊收缩功能减退或消失。

【鉴别诊断】

① 其他非胆囊病变所致的胆囊壁增厚：如低蛋白血症所致胆囊壁增厚，临床病史有利于两者的鉴别诊断。

② 与厚壁型胆囊癌鉴别：厚壁型胆囊癌胆囊壁多局限性或不均匀增厚，回声减低，黏膜面不光整，浆膜面可与肝实质分界不清。慢性胆囊炎胆囊壁多呈均匀性增厚，回声增强，多与肝实质分界清楚。

2.3.4 胆囊腺肌瘤

【临床特点】

本病病理特征为胆囊壁内罗 - 阿窦（Rokitansky-Aschoff sinus）增殖，导致胆囊壁呈局限型增厚或弥漫型肌层增厚。根据病变的部位和范围，将其分为局限型、节段型和弥漫型（又称广泛型）三型，其中局限型较多见，好发于胆囊底部（图2-3-9）。本病常无明显临床症状，可表现为右上腹隐痛不适、厌油感、嗳气、纳差等类似胆囊炎、胆石症的症状。

【超声表现】

超声是胆囊腺肌瘤的常用影像学手段之一，低频探头下发现胆囊壁病变后，可以考虑换用高频探头以更清晰地显示病灶。胆囊壁连续是鉴别诊断的要点。

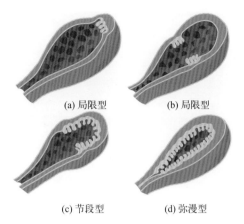

(a) 局限型　　　　　　(b) 局限型

(c) 节段型　　　　　　(d) 弥漫型

图2-3-9　胆囊腺肌瘤的分型

本病超声表现为胆囊壁节段性或弥漫性增厚，壁内可见囊状无回声区（罗-阿窦），可观察到强回声结晶伴有"彗星尾"征。

① 节段型：胆囊壁节段性增厚，胆囊壁向腔内突入（图2-3-10）。

② 局限型：胆囊底部呈圆锥帽状增厚，其内可见细小囊状无回声或合并结石（图2-3-11）。

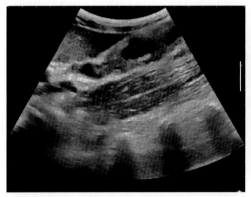

图2-3-10　节段型胆囊腺肌瘤二维声像图

胆囊壁节段性增厚，胆囊腔变窄

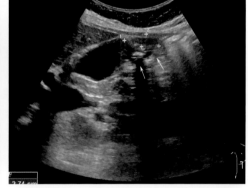

图2-3-11　局限型胆囊腺肌瘤二维声像图

胆囊底部胆囊壁增厚，内见多个小囊（➡）或合并结石

③ 弥漫型：胆囊壁普遍性增厚，内腔狭窄（图2-3-12），与慢性胆囊炎声像图类似。

【鉴别诊断】

需与餐后胆囊收缩、慢性胆囊炎、胆囊癌等以胆囊壁增厚为主要表现的疾病鉴别。鉴别要点：胆囊腺肌瘤常无临床症状，超声表现为增厚胆囊壁内常伴有小囊状无回声或强回声伴彗星尾征，胆囊浆膜层完整，与周围组织分界清。

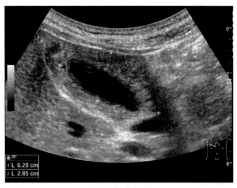

(A) 二维声像图

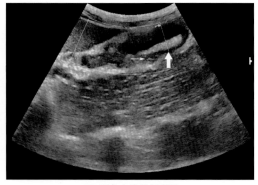

(B) 彩色多普勒超声图

图2-3-12　弥漫型胆囊腺肌瘤声像图

（A）示胆囊壁普遍增厚；（B）示增厚的胆囊壁见血流信号及合并结石（➡：胆囊壁血流信号；⇨：结石）

2.3.5　胆囊息肉

【临床特点】

胆囊息肉是机体胆固醇代谢障碍，致使胆汁内胆固醇增加，在胆囊黏膜下积聚，肿胀的黏膜皱襞突向胆囊腔形成的息肉样结节。

【超声表现】

在检查过程中，可让患者改变体位，查看病变附着的基底部及病变是否存在移动性。胆囊息肉的超声表现如下。

① 息肉与胆囊壁相连，多数有蒂，一般无声影，不随体位改变而移动（图2-3-13）。

② 常为多发息肉，超声难以准确判断数目（图2-3-14）。

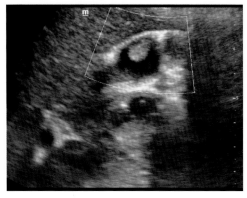

图2-3-13　胆囊息肉彩超图

附着于胆囊底部，凸向胆囊腔，相邻胆囊壁连续性完整

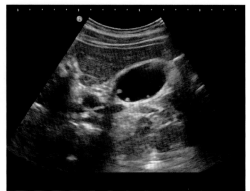

图2-3-14　胆囊多发息肉二维声像图

胆囊壁可见多发息肉，凸向胆囊腔，相邻胆囊壁连续性完整

③ 息肉最大径常小于 15mm，单发息肉最大径大于 10mm 时，被认为是癌前病变，需要注意观察其基底和血流情况（图 2-3-13）。

【鉴别诊断】

本病需与胆囊壁或胆囊腔内小结石、胆泥鉴别，后者具有移动性，而胆囊息肉不随体位改变而移动，故改变体位时容易鉴别二者。

【特别提示】

超声检查可以清晰显示病灶，并且能通过改变体位和屏气，与肠气、胆结石、胆囊外脏器病变鉴别。超声不能分辨息肉的良恶性。对于较大（直径＞10mm）的病灶，超声检查能够通过病灶基底、血供、胆囊壁情况判断良恶性，并能作为监控手段，便于及时手术干预。

2.3.6 胆囊癌

【临床特点】

原发性胆囊癌是一种恶性程度较高的肿瘤，就诊时往往已为晚期，手术切除率低，患者生存期短。大部分患者的临床表现与慢性胆囊炎及胆石症相似，主要为右上腹隐痛、恶心、呕吐、厌油感等消化道症状，晚期可出现黄疸、消瘦及腹水等。

【超声诊断】

不同分型的胆囊癌检查要点不同，病变的移动性、回声特征及胆囊壁的连续性是检查的关键点。

① 结节型：呈乳头状中等回声，凸向胆囊腔内，基底较宽，表面不平整（图 2-3-15）。结节型胆囊癌容易被结石遮挡而漏诊。

② 厚壁型：胆囊壁不均匀增厚，局限或弥漫性浸润，以颈部、体部增厚显著（图 2-3-16）；累及浆膜层而致其中断，且可能浸润周边肝实质。

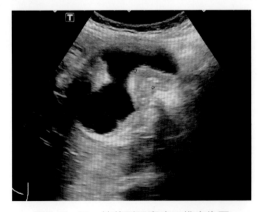

图2-3-15 结节型胆囊癌二维声像图

病灶呈中等回声，凸向胆囊腔内，基底较宽，表面不平整

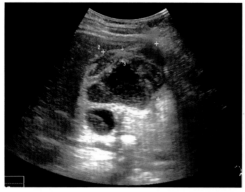
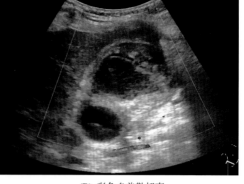

(A) 二维超声

(B) 彩色多普勒超声

图2-3-16 厚壁型胆囊癌二维声像图及彩超图

（A）示胆囊壁不均匀增厚，邻近肝脏处累及浆膜层而致其中断；（B）示胆囊病灶未见明显血流信号

③ 肿块型：胆囊肿大，正常液性腔消失，表现为不均质的实性肿块；肿瘤侵犯肝脏，浆膜层中断，与肝实质分界不清（图 2-3-17）；可伴结石。

④ 混合型：结节型和厚壁型混合存在。

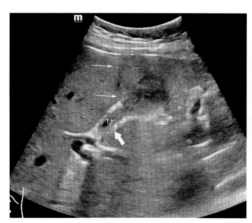
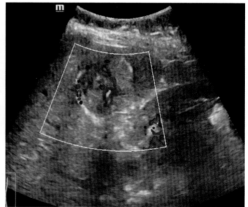

(A) 二维超声

(B) 彩色多普勒超声

图2-3-17 肿块型胆囊癌二维声像图及彩超图

（A）示胆囊正常液性腔消失，表现为不均质的实性肿块，大小约43mm×35mm，肿块与肝实质分界不清。
（B）示胆囊病灶内可见丰富的条状血流信号（⇨：胆囊腔无回声消失；➡：实性肿块与肝实质分界不清）

【鉴别诊断】

① 结节型胆囊癌（早期）容易漏诊，需仔细与胆囊隆起性病变（特别是＞10mm病灶）鉴别，胆囊癌常在短期内迅速增大。

② 厚壁型胆囊癌需与其他胆囊壁增厚性病变（慢性胆囊炎、胆囊腺肌瘤）鉴别：胆囊癌常常导致胆囊壁解剖层次消失，增厚的胆囊壁可向腔内腔外凸起，CDFI 显示病

灶基底或内部见条状血流信号。

【特别提示】

超声胆囊癌的分期意义不大，但对于以下几种情况，应注意动态超声随访，警惕胆囊癌的发生。①直径大于 10mm 的胆囊隆起性病灶并在短期内迅速增大；②瓷器样胆囊、胆囊和胆道畸形；③结石周围的胆囊壁有局限性增厚等。

2.4 常见胆管良、恶性病变

2.4.1 先天性胆管囊状扩张症

【临床特点】

本病病因不明，多认为是胆管壁先天性薄弱，当胆管末端受阻以致管内压力增高时，管腔扩大呈囊状。临床上胆总管囊状扩张症并不罕见，多见于儿童或年轻人，以肿块、腹痛、黄疸为主要临床症状，常反复发作。肝内胆管囊状扩张症多见于男性儿童或青年，继发结石或感染后出现发热、脾大、肝区痛等类似急性肝脓肿的表现，反复感染可诱发肿瘤。

【超声表现】

根据胆管扩张的部位和形态，本病分为 5 型（图 2-4-1）：①先天性胆总管囊状扩张症张（Ⅰ型）；②胆总管憩室，由胆总管侧壁向外膨出而致（Ⅱ型）；③胆总管末段扩张，向十二指肠内突出（Ⅲ型）；④肝内外胆管多发囊状扩张（Ⅳ型）；⑤先天性肝内胆管囊状扩张症（卡罗利病）（Ⅴ型）。

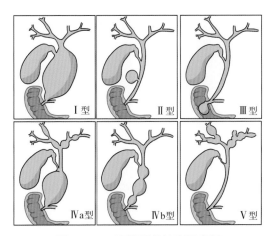

图2-4-1 胆管囊状扩张示意图

① 先天性胆总管囊状扩张症：胆总管呈球形囊状扩张，管壁为光滑的强回声，囊内呈无回声，后方回声增强，可伴有结石强回声（图2-4-2）。

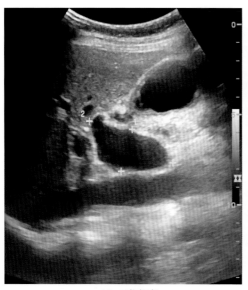

(A) 二维超声　　　　　　　　　　　　　　(B) 彩色多普勒超声

图2-4-2　先天性胆总管囊状扩张症声像图

胆总管呈球形囊状扩张，管壁为光滑的强回声，囊内呈无回声

② 先天性肝内胆管囊状扩张症：与肝内胆管走行一致的囊状或柱状无回声区，与胆管相通，囊腔的数目不一，多者大量囊腔形成蜂窝状无回声区，互相交通，类似多囊肝。囊壁回声增强，不规整，欠光滑（图2-4-3、图2-4-4）。继发感染后囊腔无回声区内可见细密点状回声。

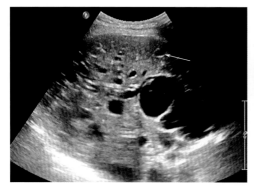
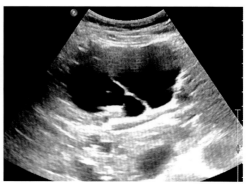

图2-4-3　先天性肝内胆管囊状扩张症
二维声像图（一）

与肝内胆管走行一致的囊状或柱状无回声（━━━），
与胆管相通

图2-4-4　先天性肝内胆管囊状扩张症
二维声像图（二）

部分囊腔相互交通、融合

【鉴别诊断】

先天性肝内胆管囊状扩张症需与以下病变鉴别。

① 肝囊肿：肝囊肿表现为肝实质内圆形囊性灶，壁光滑规整，与胆管无相通；先天性肝内胆管囊状扩张症时，囊性病灶周边可见扩张的胆管相连。

② 多囊肝：超声表现与多发肝囊肿相似，囊性区与胆管不相通；临床上常合并多囊肾，具有家族性和遗传性特点。

2.4.2　胆管结石

2.4.2.1　肝外胆管结石

【临床特点】

肝外胆管结石指位于左肝管、右肝管汇合部位以下的结石，分原发性和继发性两种。原发性肝外胆管结石在肝外胆管形成，继发性肝外胆管结石指胆囊内结石排至肝外胆管内。患者多有长期反复发作的胆系感染等病史，病情与梗阻部位、程度和感染的轻重有关。静止期或慢性阶段可以无症状，或是出现一些类似溃疡病、慢性胆囊炎等症状；急性发作时则出现腹痛、寒战高热及黄疸，即查科（Charcot）三联征，重症病例可出现中毒性休克，因神经中枢系统受抑制以致死亡。因此，要及时诊断和治疗本病。

【超声表现】

超声检查发现胆道扩张或临床提示梗阻性黄疸时，应注意寻找胆道梗阻部位及梗阻原因，需与胆道积气、肠气鉴别。

肝外胆管扩张提示扩张胆管下段有梗阻，胆管壁增厚，回声增强，管腔内为强回声团，伴声影（图2-4-5）。变换体位或脂餐之后可显示结石位置移动。胆管内较小结石和泥沙样结石呈中等或较弱的回声，后方声影浅淡或不明显，此时超声造影对诊断

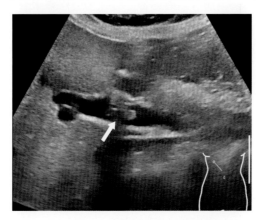

图2-4-5　胆总管结石二维声像图

胆管壁增厚（厚约4mm），回声增强，管腔内强回声团，伴声影（➡：结石后方声影）

具有一定作用。如梗阻结石位于胆总管，可见胆囊增大，如梗阻位于肝总管，胆囊和胆总管均无扩张，可通过脂餐法判断。

【鉴别诊断】

典型的肝外胆管结石容易明确诊断。胆总管下段结石，可由于结石较小或胃肠气体干扰而显示困难，此时应与胰头肿瘤鉴别，超声造影具有一定作用：胆总管下段高回声结石表现为无增强，增厚的胆管壁呈高增强；胰头肿瘤所致的胆管扩张多数比结石严重，黄疸逐渐加深，可出现胰管扩张。

2.4.2.2　肝内胆管结石

【临床特点】

肝内胆管结石是指肝左右管汇合部位以上的结石，多有肝外胆管结石的基础，因肝内胆汁排出不畅而继发，可广泛分布于肝内胆管系统。如发生梗阻，梗阻近侧的肝内胆管可有不同程度的扩张，胆管壁有炎症及纤维组织增生时可导致管壁增厚、管腔狭窄、胆汁淤积和感染，严重时可致肝组织坏死、脓肿形成和肝叶萎缩。急性发作期，患者有肝区胀痛、发热及胸背部不适。双侧肝内胆管阻塞时可出现黄疸，合并胆囊和肝外胆管结石时，有肝外胆管梗阻的症状和体征。

【超声表现】

肝内出现强回声团，可沿胆管走行分布，呈斑点状、条索状、圆形或不规则簇状，后方伴声影。如出现梗阻，近端肝内胆管呈囊状或多杈状扩张，与伴行的门静脉分支构成肝内平行管征（图 2-4-6）。堵塞的小胆管反复发炎、淤胆，相应部位肝实质硬化、萎缩，肝硬变时胆管扩张不明显。

【鉴别诊断】

① 肝内钙化灶：与肝内胆管结石相似，表现为强回声团及声影，但一般不引起胆管扩张。

② 胆道积气：肝内的强回声呈条带状和串珠状排列，多有胆道手术史。

③ 肝圆韧带：超声表现为肝左叶内的强回声团块，后方回声衰减，纵切面扫查显示为自门静脉左支矢状部向前下延伸出肝脏的强回声带，可资鉴别。

④ 肝血管瘤：高回声团，无声影，位于肝实质内，可与肝内胆管结石鉴别。

2.4.3　急性化脓性胆管炎

【临床特点】

急性化脓性胆管炎是由于急性胆管梗阻和急性化脓性炎症所致，其中主要病因为胆管结石、胆道蛔虫及赘生物等，常需紧急手术处理。主要临床表现有上腹疼痛或绞痛，伴寒战高热及黄疸［查科（Charcot）三联征］，严重者可出现中毒性休克、精神

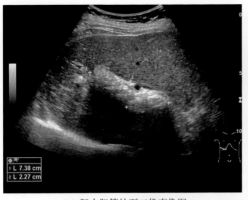
(A) 肝内胆管结石二维声像图

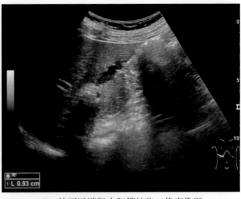
(B) 结石近端肝内胆管扩张二维声像图

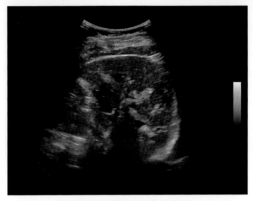
(C) 堵塞小胆管发炎二维声像图

图2-4-6　肝内胆管结石声像图

（A）肝内出现强回声团，大小约74mm×23mm，后方伴声影；（B）结石近端肝内胆管扩张，宽约9mm；
（C）堵塞的小胆管反复发炎导致回声增强

症状，即雷诺（Reynolds）五联征。主要体征为上腹部压痛、肌紧张，有时可能触及肿大的胆囊。血白细胞计数和中性粒细胞比例明显升高。

　　结合临床典型的五联征表现、实验室及影像检查可作出诊断。不具备典型五联征者，有以下情况应考虑急性化脓性胆管炎：体温持续在39℃以上；脉搏＞120次/min；白细胞计数＞$20×10^9$/L；血小板降低。

【超声表现】

　　① 直接征象：胆总管扩张及肝内多个胆管扩张，胆总管内出现细点状等回声或高回声、局限性强光点或光斑，胆壁不同程度增厚、粗糙（图2-4-7）。多数患者可显示胆管梗阻部位的结石或蛔虫回声，甚至积气。

　　② 间接征象：胆囊扩张伴有胆泥沉积，囊壁呈"双边征"，囊内可见结石及点状、团絮状回声，后方不伴声影，可随体位改变而缓慢移动。

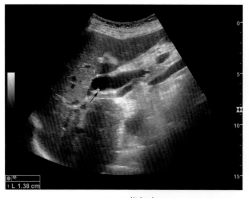

(A) 二维超声

(B) 二维超声

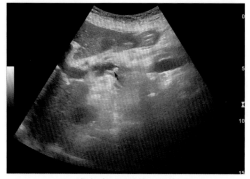

(C) 二维超声（胆总管下段结石）

图2-4-7 急性化脓性胆管炎声像图

（A）示胆总管上段扩张（→）；（B）示左肝内胆管扩张（→），扩张的胆总管及左肝内胆管内见云雾状回声，肝内胆管管壁增厚；（C）示胆总管下段梗阻伴强回声，左肝内胆管内亦见强回声团伴声影

【鉴别诊断】

① 硬化性胆管炎：两者均表现为胆管壁增厚，但硬化性胆管炎病程进展缓慢。

② 单纯性胆管结石急性梗阻：两者均表现为胆管的梗阻部位合并结石，但单纯性胆管结石急性梗阻常无急性感染的证据。

③ 胆道蛔虫病：超声表现为扩张的胆管内呈现均匀条状或"等号"状回声，容易鉴别。

2.4.4 胆管癌

【临床特点】

胆管癌好发于老年男性，原发性胆管癌大多数为腺癌，约占80%，少数为未分化癌和鳞癌。常合并慢性胆道炎症和结石，这可能是胆管癌的诱因；本病也可以继发于胰腺癌引起的胆道梗阻。临床表现为肝区疼痛、食欲下降、消瘦，部分患者可有发热，类似急性胆道感染。常见进行性黄疸，随病情发展可出现肝大、门静脉高压和腹水。

【超声表现】

① 肝门周围型胆管癌（起源于左、右肝管，肝总管，胆囊管）：肿瘤回声多样，呈等回声或高回声，甚至与胆管壁、周围肝实质分界不清；上游肝内胆管明显扩张，肝门部可见肿瘤，局部见截断征，无声影，位置固定，不随体位移动。超声造影病灶表现类似转移癌，门脉相及延迟相持续低增强，便于更好地观察病灶的边缘（图2-4-8～图2-4-10）。

② 远端型胆管癌（起源于胆总管）：管腔内结节病灶少见，常见类型为胆管及管周浸润生长，超声检出率低（图2-4-11、图2-4-12）；扩张的肝外胆管突然截断，是常见的超声表现。

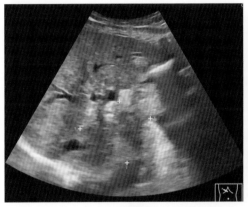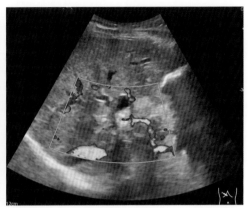

| (A) 二维超声 | (B) 彩色多普勒超声 |

图2-4-8 肝门部胆管癌声像图

（A）示肝门部可见肿瘤，大小约50mm×42mm，呈等回声，与胆管壁、肝实质分界不清；（B）示病灶内血流信号稀少

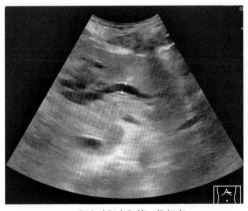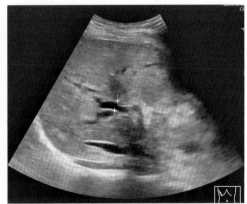

| (A) 肝左叶肝内胆管二维超声 | (B) 肝右叶肝内胆管二维超声 |

图2-4-9 肝门部胆管癌上游肝内胆管扩张二维声像图

上游肝内胆管明显扩张，宽约7mm，肝门部可见肿瘤，局部见截断征，无声影，位置固定，不随体位移动

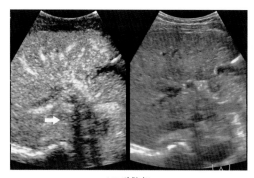
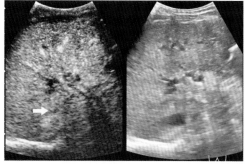

(A) 动脉相   (B) 门脉相

图2-4-10 肝门部胆管癌超声造影图

肝门部可见一实性肿物，大小约40mm×32mm，门脉相及延迟相持续低增强（⇨：肝门部肿物）

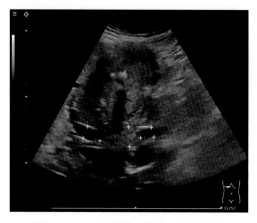

图2-4-11 胆总管胆管癌二维声像图

胆总管扩张，宽约9mm，管腔内见等回声结节，大小约32mm×15mm，扩张的胆总管于结节处突然截断

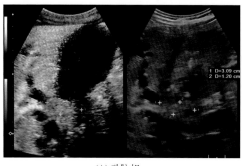
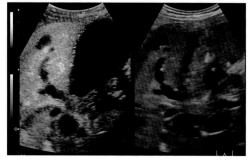

(A) 动脉相   (B) 门脉相

图2-4-12 胆总管胆管癌超声造影图

（A）胆总管内高回声结节，大小约31mm×12mm，超声造影动脉相呈均匀高增强；（B）门脉相消退，呈低增强

【鉴别诊断】

① 引起胆管扩张的非肿瘤性病变，如低回声结石。超声造影可以通过观察病变是否增强鉴别梗阻的性质，同时可以显示病变与胆管壁的分界，结石各时相无增强，且与胆管壁分界清楚。

② 原发性肝癌侵犯胆管引起癌栓　鉴别要点：原发性肝癌侵犯胆管引起癌栓时由于存在原发灶，肝门部结构紊乱，肝内胆管于肝门部截断。

③ 胰头癌压迫胆总管下段　此时可引起远端胆管扩张，由上段向下追踪胆总管，可发现胆总管下段逐渐狭窄、闭塞，常存在胰管扩张。

④ 壶腹部癌与胆管下段癌不易鉴别，需十二指肠镜、超声内镜等协助诊断。

2.4.5　胆道积气

【临床特点】

常见于胆道手术后患者。单纯胆道积气患者可无明显临床症状，部分患者可能出现右上腹饱胀不适、恶心及呕吐。当合并胆管结石、胆管炎或肝脓肿时可出现胆道感染相关症状。超声检查是诊断胆道积气的首选方法。

【超声表现】

胆道积气的主要超声征象为强回声光带，其后方声影稀疏，呈彗星尾征，部分可见气体移动征象（图2-4-13）。胆道积气可存在于肝内、外胆管及胆囊，改变体位则可见气体移动，有利于本病诊断。

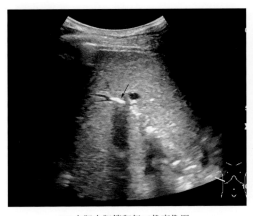
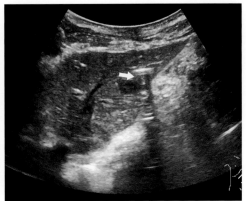

(A) 右肝内胆管积气二维声像图　　　　　(B) 左肝内胆管积气二维声像图

图2-4-13　肝内胆管积气

（A）扩张的胆管内见强回声光带（——→）；（B）后方声影稀疏，呈彗星尾征（⇨）

【鉴别诊断】

① 门静脉积气：其超声表现为门静脉内和（或）肝实质内的斑点状高回声，后无声影，并可沿门静脉的正常生理血流方向（向肝）流动；此疾病大部分患者临床表现为急腹症；肝内胆管积气位于胆管内，常无明显临床症状。

② 肝内胆管结石：肝内胆管结石表现为形状固定强回声的斑点、光团充填于肝胆管内，后方伴声影，局部肝内胆管扩张；肝内胆道积气形状不定，强回声、光点靠近胆管前壁，局部胆管多不扩张，多伴彗星尾征。

（彭　川）

第3章

胰腺超声检查

3.1　胰腺超声检查方法

【患者准备】

空腹检查，若肠气较多，可饮水 400 ～ 800mL，以胃内液体作为透声窗显示。

【仪器调节】

应选用高分辨率彩色多普勒诊断仪，扫查多选用凸阵探头或扇形探头，对于成人一般扫查频率为 3 ～ 5MHz，对于儿童则采用 5MHz 或更高频率的探头。局部病灶较表浅时，可选用 9 ～ 12MHz 的高频探头，这样更有利于观察病灶内部回声、与周边结构的比邻关系和评估病灶血供情况。

【扫查方法及要点】

扫描胰腺时患者可采用仰卧位（常规体位）、侧卧位、半侧卧位或坐位、俯卧位（不常用，可用于胰尾的探查，当怀疑胰尾肿瘤时可使用该体位扫查）。一般取仰卧位，让患者充分暴露上腹部，将探头由剑突向足侧方向移动，在相当于第 1 ～ 2 腰椎水平或脐上 5 ～ 10cm 的范围内进行连续横断扫查，可显示胰腺的长轴断面图。由于几乎占半数的斜型胰腺的头部较低而尾部较高，因此，扫查此类型胰腺时，探头应向左上适当倾斜（与水平线呈 15° ～ 30° 夹角），沿胰腺长轴做斜断面扫查，才能获得整个胰腺的长轴断面图。由于胰腺的形态和位置多变，因此，有时只在上腹部一个横断或斜断扫查面上难以显示全部胰腺，可以在不同的横断或斜断面上分别显示胰头、体、尾。一般情况下，胰头应从其上缘的门静脉主干向下连续横断或斜断面扫查至十二指肠水平部，而胰体应从其上缘的腹腔动脉干连续向下扫查直至十二指肠空肠曲水平为止。

3.2 正常胰腺的超声图像及测量方法

【正常解剖及超声图像】

胰腺呈一略向前凸起、横跨脊柱、回声稍强的长条状结构，位于肝左叶和胃的后方，下腔静脉、腹主动脉和肠系膜上动、静脉的前方。胰头被十二指肠环抱，十二指肠内的气体常影响胰腺显示，若饮水后，经充盈的十二指肠便能清楚显示胰头。

（1）胰腺长轴断面扫查　胰腺前外侧方和后方分别可见呈小圆形无回声区的胃十二指肠动脉和胆总管的横断面。胰头向左移行变窄成为胰颈。肠系膜上静脉和脾静脉在其后方汇合成门静脉。胰体后上部位可见长条状的无回声管道，这是识别胰腺的重要血管标志——脾静脉。脾静脉之后方依次为肠系膜上动脉和腹主动脉的横断面。在此断面水平稍向下横扫，可在肠系膜上动脉和腹主动脉之间显示来自左肾门横行向右走行并汇入下腔静脉的左肾静脉。胰体向左延伸成胰尾，它位于左肾前面，大多可达脾门。脾静脉沿其后方向右走行（图 3-2-1～图 3-2-6）。

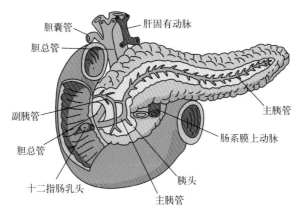

图3-2-1　胰腺的解剖示意图

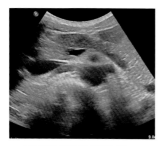

(A) 胰腺长轴断面声像图

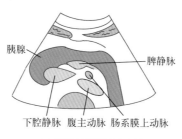

(B) 胰腺长轴断面示意图

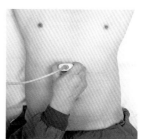

(C) 胰腺长轴断面扫查手法

图3-2-2　胰腺长轴断面二维声像图

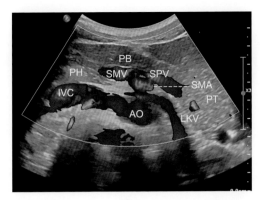

图3-2-3 胰腺长轴断面彩超图

PH—胰头；PB—胰体；PT—胰尾；SMV—肠系膜上静脉；SPV—脾静脉；SMA—肠系膜上动脉；IVC—下腔静脉；AO—腹主动脉；LKV—左肾静脉

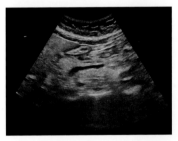

(A) 胰腺颈部纵切声像图

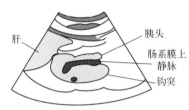

(B) 胰腺颈部纵切示意图

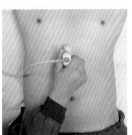

(C) 胰腺颈部纵切扫查手法

图3-2-4 胰腺颈部纵切图

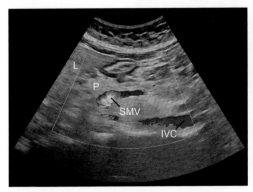

图3-2-5 胰腺颈部纵切彩超图

L—肝脏；P—胰腺；SMV—肠系膜上静脉；IVC—下腔静脉

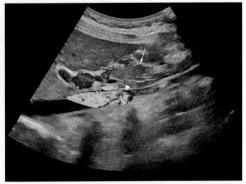

图3-2-6 胰腺头部（—→）及胆总管（▶）下段纵切彩超图

（2）胰尾断面扫查

① 仰卧位，经脊柱左侧缘纵切面扫查，有时能显示部分胰尾。

② 仰卧位，沿腹主动脉纵切面扫查，使声束方向由胰体部向左侧胰尾部倾斜，经作为声窗的胰体而显示胰尾。或左肋部冠状断面扫查，经脾脏、左肾显示胰尾。

③ 侧卧位，在左肋间扫查经脾脏显示胰尾，但本法常因胃和结肠气体干扰而难以显示胰尾。

④ 俯卧位，从背部经左肾纵断面作为透声窗进行扫查，可见胰尾位于左肾上部的腹侧和脾动、静脉的下方，识别脾动、静脉有助于胰尾的定位（图 3-2-7、图 3-2-8）。

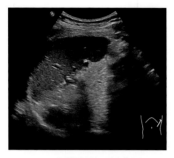 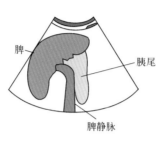 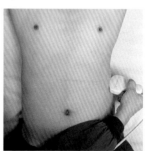

（A）经脾胰尾切面声像图　　（B）经脾胰尾切面示意图　　（C）经脾胰尾切面扫查手法

图3-2-7　经脾胰尾切面图

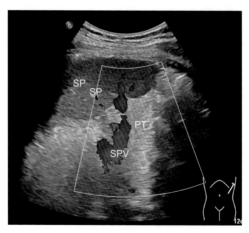

图3-2-8　经脾胰尾彩超图

SP—脾；PT—胰尾；SPV—脾静脉

【测量方法及正常参考值】

目前关于正常胰腺的超声测量值尚无统一的标准，多数作者以测量胰腺的厚度（前后径）为标准（图 3-2-9、图 3-2-10），具体方法如下。

（1）胰头的测量

① 选择切面：胰腺长轴切面，将胰头部显示清楚。

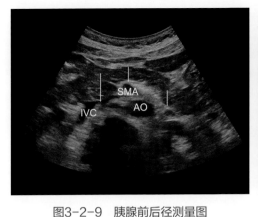

图3-2-9 胰腺前后径测量图

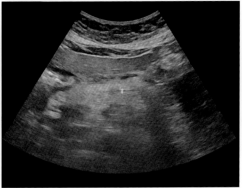

图3-2-10 胰管内径测量图

IVC—下腔静脉；SMA—肠系膜上动脉；
AO—腹主动脉

② 测量部位：在下腔静脉的前方测量，测量一般不包括钩突。

③ 正常参考值（成人）：≤ 2.5cm。

（2）胰体的测量

① 选择切面：胰腺长轴切面，将胰体部显示清楚。

② 测量部位：在肠系膜上动脉的前方垂直线进行测量。

③ 正常参考值（成人）：≤ 2.0cm。

（3）胰尾的测量

① 选择切面：胰腺长轴切面，将胰尾部显示清楚。

② 测量部位：在腹主动脉的左缘或脊柱左缘进行测量。

③ 正常参考值（成人）：≤ 2.0cm。

（4）胰管的测量

① 选择切面：胰腺长轴切面，将主胰管显示清楚。

② 测量部位：在胰头、胰体和胰尾分别进行测量。

③ 正常参考值（成人）：目前尚存在一定争论，通常正常主胰管内径头部＜ 0.3cm、体部＜ 0.2cm、尾部＜ 0.1cm。

3.3 常见胰腺良、恶性病变

3.3.1 急性胰腺炎

【临床特点】

急性胰腺炎是由多因素（包括胆道梗阻、酒精、高脂血症、创伤、感染等各种病因）

引起的胰酶激活导致胰腺组织的自身消化、水肿、出血甚至坏死，继以胰腺局部炎症反应为主要特征，伴或不伴其他器官功能改变的疾病。按病理解剖将其分为以下两型。

①水肿型（轻症）：局部充血水肿，炎症浸润；②出血坏死型（重症）：胰腺及周围组织出血坏死、脓肿形成。多数患者有诱因，如高脂饮食、大量饮酒、胆管结石和经内镜逆行胰胆管造影（ERCP）后，突发上腹部胀痛、恶心、呕吐、发热、尿黄和少尿等急腹症和休克症状。

【超声表现】

（1）直接征象　①轻症：胰腺实质弥漫性肿大，实质回声减低，包膜毛糙模糊（图3-3-1）；②重症：胰腺肿大，边缘不规则，实质呈高低混杂回声，可出现强回声斑（图3-3-2）。

（2）间接征象　胰腺与周围组织分界不清，胰周出现不规则液性区域（图3-3-3），胰管和胆管扩张，扩张胆管内强回声斑，胸腔积液，探头加压局部疼痛明显。

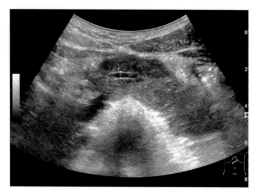

图3-3-1　急性水肿型胰腺炎二维声像图

胰腺弥漫性肿大，回声减低，形态饱满

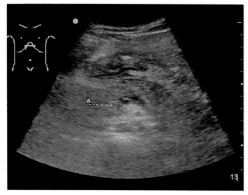

图3-3-2　急性出血坏死型胰腺炎
二维声像图（一）

胰腺肿大，回声减低，胰腺轮廓与周围结构分界不清

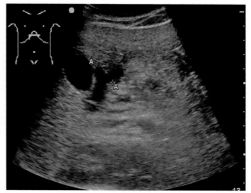

图3-3-3　急性出血坏死型胰腺炎
二维声像图（二）

胰腺肿大，回声不均，轮廓不清，胰腺周围可见不规则液性暗区，胰周组织回声增高

【鉴别诊断】

本病需要与上消化道穿孔、急性胆囊炎、胆管结石嵌顿和肝左叶肿瘤破裂相鉴别，鉴别诊断要点除了典型声像图表现外，需要重点结合病史，如胃十二指肠溃疡、胆囊结石、胆管结石、肝脏肿瘤等病史，以及实验室检查结果如血尿淀粉酶等进行鉴别。

3.3.2 慢性胰腺炎

【临床特点】

慢性胰腺炎是各种病因（包括酗酒、吸烟、胆道慢性炎症、高脂高钙血症、自身免疫性疾病、胰腺先天性异常、外伤和医源性因素等）引起的胰腺组织和功能不可逆改变的慢性炎症性疾病。其病理特征包括胰腺实质慢性炎症损害和间质纤维化、胰腺实质钙化、局灶型坏死、胰管扩张与结石形成、腺泡和胰岛细胞萎缩，常有假性囊肿形成。慢性胰腺炎的临床表现与急性胰腺炎相似，症状、体征比急性胰腺炎轻。遗传性、自身免疫性胰腺炎往往症状不明显，可出现胆红素升高、血清 IgG4 升高等实验室指标的改变。

【超声表现】

慢性胰腺炎早期或急性发作时，胰腺轻度或局限性增大，后期多表现为胰腺体积缩小，轮廓不清，边缘不规整，与周围组织界限不清，部分可出现局灶性低回声区。

疾病后期胰腺实质回声增强，出现点状、条状高回声带；主胰管扩张（图 3-3-4），粗细不均，走行扭曲或呈串珠样，部分可见结石（图 3-3-5）。胰腺周围可见无回声区，囊壁厚薄不均，囊内可见弱回声。

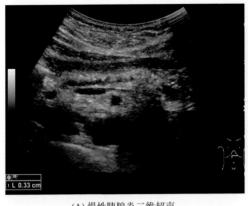
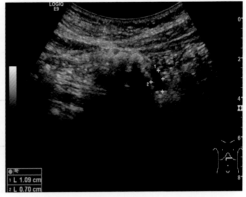

(A) 慢性胰腺炎二维超声　　　　　　　　(B) 胰尾局灶性低回声结节二维超声

图3-3-4　慢性胰腺炎并胰尾局灶性低回声结节声像图

（A）示胰腺体积缩小，实质回声弥漫性增粗、不均匀且伴多发强回声斑，胰管呈串珠样扩张；（B）示胰尾可见局灶性低回声结节

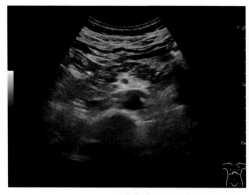
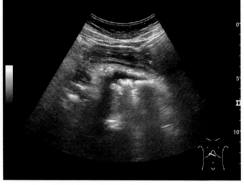

(A) 二维超声　　　　　　　　　　　　　　　(B) 二维超声

图3-3-5　慢性胰腺炎并胰管多发结石声像图

胰腺体积缩小，实质回声弥漫性增粗不均匀，胰管扩张，内可见多发结石形成

【鉴别诊断】

慢性胰腺炎呈均匀弥漫改变，与胰腺癌较容易鉴别。慢性局限性胰腺炎与胰腺癌较难鉴别，往往需要结合病史、体征、实验室检查和影像学检查，必要时仍需要活检证实。

3.3.3　胰腺囊肿

【临床特点】

胰腺囊肿分为真性囊肿和假性囊肿两类。真性囊肿原发于胰腺本身，囊壁被覆腺管或腺泡上皮；而假性囊肿继发于炎症、外伤和手术等，囊壁无上皮细胞，由纤维组织增生包裹形成。真性囊肿与其他器官囊肿类似，由于腺管或腺泡堵塞，远端出现囊状扩张，囊壁由上皮组织覆盖。假性囊肿并非真正意义上的囊肿，而是由纤维组织包裹形成厚薄不均的囊壁，可见中性粒细胞和淋巴细胞浸润。真性囊肿患者往往没有症状，体检时意外发现。假性囊肿常有相关病史，如胰腺炎、外伤和手术，继发上腹部胀痛及可触及的质软包块等。

【超声表现】

① 胰腺真性囊肿：囊肿多数呈椭圆形或类圆形、边界清晰、囊壁光滑的无回声病灶；少数潴留囊肿，合并有慢性胰腺炎声像，囊肿与主胰管相连，部分囊壁上可见钙化斑（图3-3-6）。

② 胰腺假性囊肿：多数位于胰腺外，囊壁厚薄不均，部分囊壁可见钙化，往往胰腺有急慢性炎症声像改变（图3-3-7）。

【鉴别诊断】

胰腺真性囊肿较容易诊断，囊肿较小时需与胰周血管断面鉴别，可应用彩色多普

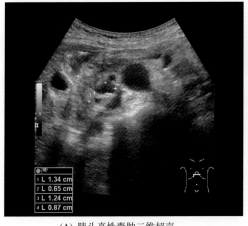

(A) 胰头真性囊肿二维超声　　　　　　　　　(B) 胰体真性囊肿二维超声

图3-3-6　胰头及胰体真性囊肿二维声像图

胰头和胰体可见无回声病灶，大小分别约13mm×7mm、12mm×9mm，囊壁薄、光滑，囊内透声好，后方回声增强

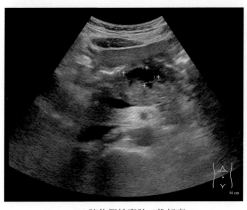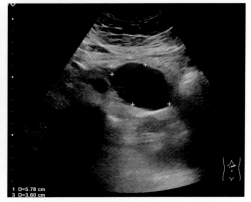

(A) 胰体假性囊肿二维超声　　　　　　　　　(B) 胰尾假性囊肿二维超声

图3-3-7　胰腺假性囊肿二维声像图

胰体和胰尾周围可见无回声病灶，大小分别约29mm×15mm、58mm×36mm，形态欠规则，边缘不规整，囊壁厚薄不均

勒鉴别。假性囊肿位于胰周，结合典型病史也较容易鉴别，少数病例包裹较好，有囊壁和分隔时需要与肿瘤性病变鉴别，超声造影可用于评价囊壁及囊内的血供情况。

3.3.4　胰腺囊腺瘤

【临床特点】

胰腺囊腺瘤是起源于导管上皮的囊性肿瘤，可能起源于异位布伦纳（Brunner）

腺、腺泡细胞或胰管上皮，可分为浆液性囊腺瘤（微小囊）和黏液性囊腺瘤（多房性大囊）。

① 浆液性囊腺瘤：良性病变，可能起源于腺泡细胞，有数量众多的小囊组织，囊内可见结缔组织分隔，将囊肿分割为多个小囊肿，内皮为单层扁平上皮细胞，无分泌功能，囊液类似胰液呈浆液性，囊内无乳头状结节。

② 黏液性囊腺瘤：交界性病变，可能起源于胰腺导管上皮，由单房或多房囊肿组成，囊壁厚薄不均，内皮为高柱状上皮，分泌黏液，内壁可见乳头状结节，有恶变倾向。

胰腺囊腺瘤生长缓慢，病史较长，早期症状不典型，病灶较大时可出现上腹胀痛、隐痛不适、上腹部肿块等。

【超声表现】

① 浆液性囊腺瘤：边界清晰，内部可见多个小囊无回声，呈密集蜂窝状，后方回声增强，有时可因囊肿微小而表现出类似实性高回声，高频探头有助于显示内部微小囊肿（图3-3-8）。

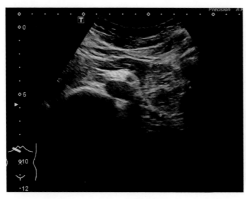

(A) 二维超声　　　　　　　　　　　　　　(B) 彩色多普勒超声

图3-3-8　胰体尾部浆液性囊腺瘤声像图

（A）示胰体尾囊实性占位，大小约38mm×37mm，实性为主，边界尚清，形态不规则，内部回声不均匀，可见线样高回声及小灶性液性暗区；（B）探及少量点状血流信号

② 黏液性囊腺瘤：类圆形包膜完整的单房或多房性囊实性肿块，囊壁厚薄不均，可见乳头状结构（图3-3-9）。

【鉴别诊断】

① 胰腺假性囊肿：主要与黏液性囊腺瘤鉴别，后者囊内的乳头状结构和病史有助于两者鉴别。

② 胰腺实性-假乳头状瘤：胰腺实性-假乳头状瘤（实性为主型）较难与浆液性囊腺瘤鉴别，前者好发于年轻女性，部分病灶内可见钙化斑，后者往往囊腔较小，从而表现为实性，钙化少见，超声造影有助于辨别无增强的小囊结构以鉴别二者。

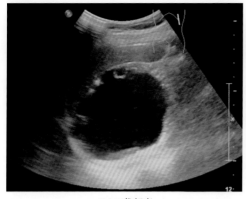
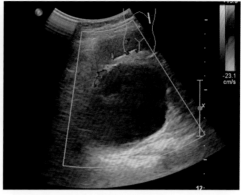

(A) 二维超声　　　　　　　　　　　　　　(B) 彩色多普勒超声

图3-3-9　胰尾部黏液性囊腺瘤声像图

（A）示胰尾无回声为主的囊实性占位，大小约75mm×61mm，椭圆形，边界清，边缘完整，囊壁厚薄不均，可见分隔和乳头样结构，后方回声增强；（B）示囊壁可见点条状血流信号

【特别提示】

典型黏液性囊腺瘤边界清晰，边缘可见包膜回声，囊壁可见乳头状结构，超声诊断率较高，因病变有恶性倾向，最终仍需手术病理证实。浆液性囊腺瘤通过高频超声显示特征性的多发小囊性结构，可作出诊断。

3.3.5　胰腺神经内分泌肿瘤

【临床特点】

胰腺神经内分泌肿瘤起源于多能神经内分泌干细胞，分为功能性和无功能性两大类。功能性胰腺神经内分泌肿瘤常见的有胰岛素瘤（B细胞来源）、胃泌素瘤（D细胞来源）、胰高血糖素瘤（A细胞来源）等。胰腺内分泌细胞散布胰腺组织中，胰体尾部较集中。功能性胰腺神经内分泌肿瘤具有内分泌功能，可出现不同的内分泌紊乱综合征。无功能性胰腺神经内分泌肿瘤常无症状，因上腹部发现肿块或体检时发现。

【超声表现】

① 功能性胰腺神经内分泌肿瘤：常呈边界清晰的均匀低回声肿块（图3-3-10），血供通常较丰富，结合相应的内分泌综合征可诊断。

② 无功能性胰腺神经内分泌肿瘤：常位于胰尾，呈分叶状，内部可见囊性变和钙化。

【鉴别诊断】

本病主要需与胰腺癌鉴别：胰腺癌常为乏血供病变，而胰腺神经内分泌肿瘤血供较丰富，如鉴别困难可进一步行超声造影检查以评估血供情况。

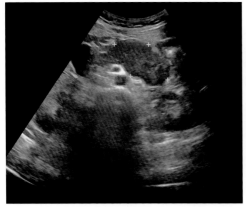
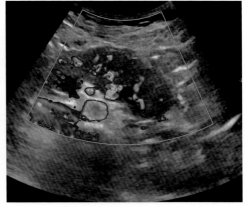

| (A) 二维超声 | (B) 彩色多普勒超声 |

图3-3-10　胰体神经内分泌肿瘤声像图

（A）示胰体实性低回声占位，大小约54mm×30mm，形态不规则，边界清晰，内部回声均匀；（B）示丰富的血流信号

3.3.6　胰腺实性-假乳头状瘤

【临床特点】

胰腺实性-假乳头状瘤是一种少见的低度恶性上皮肿瘤，可能源于胰腺多能干细胞。本病好发于年轻女性，胰体尾部多见。胰腺实性-假乳头状瘤由形态一致的肿瘤细胞形成实性及假乳头状结构，常有出血-囊性变；不同程度地表达上皮、间质及内分泌标记。患者病史较长，瘤体生长缓慢，临床表现不典型，以局部压迫和肿块症状为主，常表现为上腹部隐痛和肿块。

【超声表现】

病变表现为胰腺实质内类圆形肿块，边界清晰，包膜光滑，内部可根据囊性和实性的比例分为实性为主型（Ⅰ型）（图3-3-11）、混合型（Ⅱ型）（图3-3-12）和囊性为主型（Ⅲ型），边缘可见钙化灶。

【鉴别诊断】

① 胰腺浆液性囊腺瘤：与Ⅰ型实性-假乳头状瘤难鉴别，浆液性囊腺瘤蜂窝状小囊灶及后方回声增强有助于两者鉴别，还有后者好发于年轻女性。

② 无功能性胰腺神经内分泌肿瘤：两种疾病较难鉴别，可结合好发年龄和临床症状进行鉴别，必要时行穿刺活检。

【特别提示】

胰腺实性-假乳头状瘤好发于年轻女性，超声显示胰腺实性占位伴强回声斑，可作出倾向性诊断，最终需要病理证实。

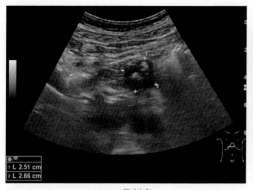

| (A) 二维超声 | (B) 彩色多普勒超声 |

图3-3-11　胰体实性-假乳头状瘤（Ⅰ型）声像图

（A）示胰体实性低回声肿块，大小约27mm×25mm，边界清晰，内部可见强回声斑，推压周围组织，无侵犯征象；（B）示未探及明显血流信号

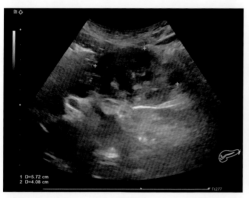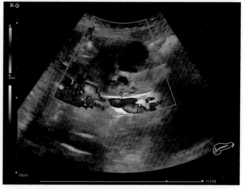

| (A) 二维超声 | (B) 彩色多普勒超声 |

图3-3-12　胰体实性-假乳头状瘤（Ⅱ型）声像图

（A）示胰体囊实性肿块，大小约57mm×41mm，边界清晰，内部回声不均匀，可见不规则液性暗区，后方回声增强；（B）示实性部分探及点状血流信号

3.3.7　胰腺癌

【临床特点】

　　胰腺癌是胰腺最常见的恶性肿瘤，好发于胰头部，约占 3/4。病变起源于胰腺外分泌部的腺泡和导管上皮。常见高危因素有吸烟、饮酒、慢性胰腺炎、糖尿病和幽门螺杆菌感染。胰腺癌病理组织学类型以导管腺癌为主，还有腺鳞癌、黏液腺癌、腺泡细胞癌、囊腺癌等。胰腺癌早期症状不明显，一般为非特异性症状，如进食后饱胀不适、腹痛和食欲不振等胃部症状。随着疾病发展，可出现体重减轻、身目黄染、顽固性的

腰背疼痛、腹水等，胰体尾癌症状往往不如胰头癌明显。

【超声表现】

① 胰腺局部肿大，可见肿块回声。

② 肿块常为低回声，形态不规则，边缘不完整，部分包绕侵犯包膜及周围血管组织。

③ 肿块处胰管截断，远端胰管扩张，肝内外胆管、胆囊可见扩张。

④ CDFI 常表现为乏血供，超声造影有助于诊断，表现为"晚进快出"的特点（图3-3-13、图 3-3-14）。

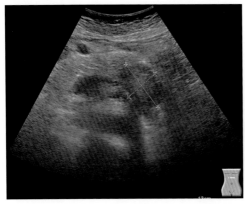

(A) 二维超声

(B) 彩色多普勒超声

图3-3-13　胰尾癌

（A）示胰尾低回声占位，大小约42mm×28mm，形态不规则，边缘不完整，内部回声不均匀，胰管未见扩张，未见明确侵犯大血管；（B）探及病灶内少量点状血流信号

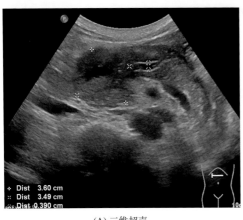

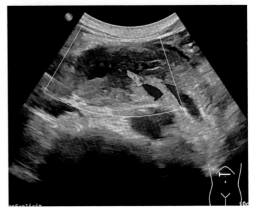

(A) 二维超声

(B) 彩色多普勒超声

图3-3-14　胰头癌

（A）示胰头低回声占位，大小约36mm×35mm，边界不清晰，内部回声不均，可见少量液性坏死区，主胰管受压截断，远端胰管扩张约4mm，病灶与脾静脉分界不清；（B）示内部未探及明显血流信号

【鉴别诊断】

① 慢性胰腺炎：胰腺癌与局限性慢性胰腺炎较难鉴别，长期胰腺炎病史有助于诊断，病灶处局部主胰管扩张毛糙而非截断显示不清、主胰管走行迂曲或呈串珠状有助于提示炎症。不少病例仍需要穿刺活检明确诊断。

② 腹膜后肿瘤：腹膜后来源的病灶侵犯胰腺时往往病灶比较大，侵犯胰体尾多见，CA19-9/CEA、儿茶酚胺代谢产物检测有助于鉴别。

【特别提示】

胰腺癌起病隐匿，特别是胰尾癌，占位较小时容易漏诊。胰头占位结合肝内外胆管扩张、黄疸症状检出率较高，难以与胰腺其他肿瘤性病变鉴别，需要重视结合肿瘤标志物检查。

（林庆光）

第4章

脾脏超声检查

4.1　脾脏超声检查方法

【患者准备】

　　脾脏超声检查前一般无须特殊准备，但空腹扫查更佳，必要时可嘱患者饮水 300 ～ 500mL，扫查时可形成透声窗，有助于对左上腹（脾、胃、胰尾、膈肌、左肾上腺、左肾）肿物的来源做鉴别诊断。

【仪器调节】

　　应选用高分辨率彩色多普勒诊断仪，扫查时多选用凸阵探头或扇形探头，检查成人一般扫查频率为 3 ～ 5MHz，检查儿童则采用 5 MHz 或更高频率的探头。局部病灶较表浅时，可选用 9 ～ 12MHz 的高频探头，这样更有利于观察病灶内部结构和评估病灶血供情况。

【扫查方法及要点】

　　扫查脾脏时患者可采用仰卧位或右侧卧位，检查者于第 9 ～ 11 肋间、左腋前线至腋后线之间沿着肋间行扇形扫查，声束朝向脊柱，寻找脾脏长轴断面。

　　检查时充分暴露患者腹部，嘱患者举左手置于头侧以增大肋间隙，可更清楚地显示脾脏。由于脾脏位于左膈顶部，易受肺内气体干扰，检查时嘱患者深吸气将肚皮鼓高使膈肌下移，可减少肺内气体的遮挡，通过调整呼吸充分显示脾脏上极及膈面，由于脾上极病灶易漏诊，只有扫查到脾上极后才可终止检查。通过调整体位、配合呼吸、切换扫查探头来观察脾脏各个部分，以减少漏诊。

　　如超声检查在脾窝未能探查到脾脏，需了解有无手术史，有无先天性脾脏异常，如脾下垂、游走脾、内脏转位综合征、脾萎缩等。

4.2 正常脾脏的超声图像及测量方法

【正常解剖及超声图像】

于肋间纵切面扫查脾脏呈半月形，外侧缘（膈面）呈弧形，突向膈肌；内侧缘（脏面）中央向内凹陷，此处脾动脉、脾静脉及淋巴管汇集成束经由脾门出入脾脏。脾动脉起自腹腔干，沿胰腺上缘后面弯曲走行，向左至脾门。脾静脉在脾门处汇成脾静脉干，走行于胰腺后面的横沟中，在胰颈后方与肠系膜上静脉汇成门静脉。

脾脏周边毗邻关系：脾脏脏面的前方与胃底、胃体贴近，后方与肾、肾上腺相邻，下方靠近结肠脾曲，在脾门下方可见胰尾走行；膈面与膈肌相依。因此在扫查左上腹病变时，需多角度观察评估病灶与各相邻脏器的关系。

正常脾脏回声呈非常均匀的细点状等回声，与肝脏回声相近，比肾皮质回声稍高。

【断面显示】

见图 4-2-1。

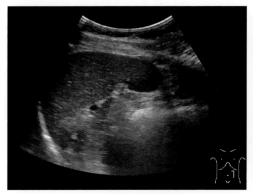

(A) 左肋间斜切二维声像图

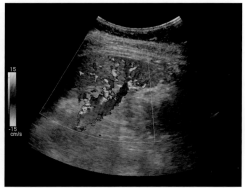

(B) 左肋间斜切彩超图

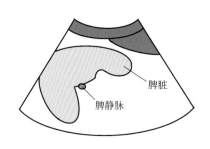

(C) 左肋间斜切示意图

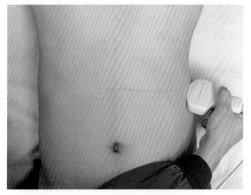

(D) 左肋间斜切扫查手法

图4-2-1　左肋间斜切脾脏声像图

【测量方法及正常参考值】

沿脾脏肋间扫查，显示脾脏最大长轴切面，脾脏上极最高点与下极最低点之间的距离为长径，脾门至脾对侧缘的垂直径线为厚径，于脾门处测量脾静脉的内径。在测量时应尽量以脾静脉作为超声解剖标志，清晰显示脾门、上下极及对侧缘，以便标准化测量。

脾脏大小与性别、年龄、体表面积相关，年长者脾脏有萎缩倾向，一般其前缘不超过腋前线，下缘不超过左肋缘。

① 脾脏厚径和长径：成年人脾正常厚径≤ 4cm，成年人脾正常长径≤ 12cm。

② 正常成人脾静脉内径为 0.5 ～ 0.7cm，≥ 0.8cm 提示内径增宽。

4.3 常见脾脏良、恶性病变

4.3.1 脾肿大

【临床特点】

引起脾脏弥漫性肿大的病因有很多种，如感染性疾病、淤血性疾病、血液淋巴系统疾病、免疫系统疾病、代谢性疾病等。在感染性疾病中，机体免疫系统受激发，脾脏通过增加网状内皮细胞数量来对抗细菌和病毒，从而引起脾肿大；在右心衰竭和肝硬化等淤血性疾病中，脾静脉内压力增高导致脾脏淤血、纤维化而肿大；在白血病、恶性淋巴瘤等血液淋巴系统疾病中，可因肿瘤细胞浸润脾脏，脾脏因恢复髓外造血功能而引起肿大；在免疫系统疾病中，可因自身免疫功能增强而导致脾肿大。

脾肿大一般是全身性疾病的临床表现之一，轻度肿大患者多无明显不适症状，中重度肿大患者可感左上腹闷胀不适。

【超声表现】

成年人脾厚径＞ 4cm，或长径＞ 12cm，可诊断为脾肿大，儿童患者判断的简单标志是吸气时脾脏下缘超过肋缘线。出现肿瘤浸润脾脏时，脾实质回声减低、不均匀。部分淤血性脾肿大患者可见脾门区脾静脉扩张，内径＞ 0.8cm，脾动、静脉内血供丰富，流速加快（图 4-3-1）。

脾肿大程度估测如下。

① 轻度肿大：脾脏测量值超过正常值，仰卧位平静呼吸时脾下缘不超过肋缘线，深呼吸时不超过肋下 3cm。

② 中度肿大：深呼吸时脾下缘超过肋下 3cm，但未达到脐水平。

③ 重度肿大：深呼吸时脾下缘超过脐水平，可达盆腔，毗邻器官受压移位。

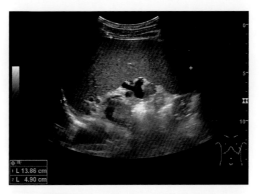

图4-3-1　脾肿大二维声像图

肝硬化患者。脾肿大，长约139mm，厚约49mm，包膜连续，边缘圆钝，脾静脉扩张

【鉴别诊断】

① 肝左叶肿大：容易误诊为脾肿大的最常见情况是肝左叶肿大移位。肿大的肝脏将脾推向左背侧，需仔细甄别两者的分界以准确测量脾脏大小。

② 脾下垂和游走脾：脾下垂和游走脾又称脾异位，是由于脾蒂和韧带先天性过长所致，脾沿腹腔向下移动可达盆腔。在超声检查时需在附件区域或盆腔扫查寻找脾脏，并注意与腹盆腔肿瘤相鉴别，鉴别要点是有无脾切迹和脾静脉。

③ 脾周围脏器肿瘤：脾周围脏器肿瘤可推压脾使其移位，易误诊为脾大合并脾肿瘤，如腹膜后巨大肿物及来源于肝左叶、左肾、左肾上腺、胰尾、横结肠等部位的肿瘤，因此须仔细检查辨别。

【特别提示】

超声诊断脾肿大的同时，应观察脾脏回声的变化、有无明确的占位性病变，还应结合患者临床资料、实验室检查寻找可能引起脾肿大的病因。例如，发现脾肿大、脾静脉扩张迂曲时，应注意检查肝脏是否有门静脉高压、肝硬化。

4.3.2　副脾

【临床特点】

副脾属于先天性变异，发生率为10%～30%，位于脾之外，通常在脾门或脾下极附近。多为单发，也可多发，大小多在2cm内，一般不引起临床症状，无重要临床意义。脾切除后，副脾可代偿性增大，累及脾的疾病会侵犯副脾，如切除脾时应一起切除副脾。

【超声表现】

① 在脾门或脾下极附近可探及一个或多个等回声结节，椭圆形或类圆形，包膜光

滑平整，边界清晰，回声均匀，与脾脏实质回声相同。

②彩色多普勒超声检查可显示副脾内的供血动脉和回流静脉（图4-3-2）。

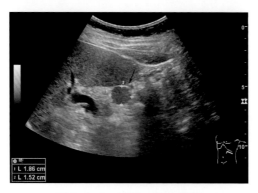

图4-3-2　副脾二维声像图

脾门下方可见一个等回声结节（➡），大小约19mm×15mm，类圆形，边界清，内部回声均匀，回声与脾脏实质相近，结节对相邻器官和血管无明显占位效应。CDFI示上述结节内血流信号与脾门血管关系密切

【鉴别诊断】

副脾需与脾门肿大淋巴结相鉴别。脾门淋巴结肿大时，一般存在原发病灶，且为多发性，大小不等，回声与原发病灶相关。反应性淋巴结可呈现典型的淋巴回声，内部可见高回声门型结构，彩色多普勒超声显示门型血流信号；转移性淋巴结则形态不规则，内部回声不均，彩色多普勒超声显示周围型血流信号；淋巴瘤病灶回声极低，内部可见网格样回声，彩色多普勒超声显示丰富的树枝样血流信号。因此应结合病史，并关注腹膜后其他部位是否有肿大淋巴结来综合判断。

【特别提示】

在脾脏切除后，如残留副脾，脾窝可见类圆形均匀等回声实性结节，易误诊为肿大淋巴结。

4.3.3　脾囊肿

【临床特点】

脾囊肿有多种类型，包括单纯性囊肿、假性囊肿、淋巴管囊肿、皮样囊肿、包虫囊肿，每种类型各有一定的超声特点，需鉴别。一般临床上单纯性囊肿较多见，患者多无症状，于常规体检或防癌筛查中发现。

【超声表现】

①单纯性囊肿：脾内单个或多个病灶，呈无回声，类圆形或椭圆形，边界清，囊壁菲薄、光滑，内部透声好，后方回声增强。彩色多普勒超声显示囊内无血流信号。

如合并出血感染，无回声病灶内可见云雾状低回声点，可随探头加压或体位改变而漂动，部分可见液平面（图4-3-3）。

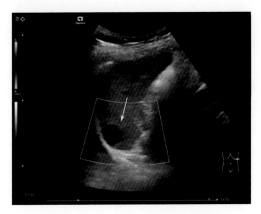

图4-3-3 脾单纯性囊肿彩超图

脾脏实质回声不均，脾上极可见一个无回声灶（→），大小约15mm×14mm，椭圆形，边界清，内透声好，后方回声增强。CDFI示上述病灶内无血流信号

② 假性囊肿：继发于外伤后的脾包膜下血肿，脾包膜完好，内部血肿逐步机化呈无回声区，囊壁为致密结缔组织，无内衬上皮，不光滑，边界欠规则，内透声差，可出现云雾状低回声或分隔。

③ 淋巴管囊肿：也称囊性淋巴管瘤，呈多房囊性结构，椭圆形或分叶状，囊内透声好，可见多发纤细分隔，彩色多普勒超声示囊内无血流信号。

④ 皮样囊肿：属于畸胎瘤，囊内由多种组织构成，因此内部回声混杂，液性暗区内可见高回声团、线状高回声、强回声斑等杂乱回声，彩色多普勒超声示囊内无血流信号。

⑤ 包虫囊肿：有疫区生活史，囊壁厚，可呈双边征，囊内可表现为囊中囊、囊壁钙化、水上浮莲征、车轮状分隔等改变。

【鉴别诊断】

① 脾动脉瘤或动静脉瘘：二维超声难以鉴别，彩色多普勒超声显示脾动脉瘤或动静脉瘘内部血流充盈，频谱多普勒可显示相应的动脉或动静脉瘘频谱而脾囊肿内无血流信号，故可资鉴别。

② 脾淋巴瘤：脾内局灶淋巴浸润可表现为极低回声，易误诊为脾囊肿。淋巴瘤内血供丰富，而脾囊肿内无血流信号，故利用彩色多普勒超声探查可获得诊断依据。

③ 胰尾部假性囊肿、左肾囊肿、腹膜后囊肿：这些发生于脾相邻位置的较大囊性灶可与脾囊肿相混淆，仔细扫查无回声区与脾脏的关系可加以鉴别。

【特别提示】

因部分容积效应，一些小的极低回声的病变容易被误诊为囊肿，在扫查时需注意增益的调节，鉴别病灶是低回声还是无回声，观察后方回声是否增强，并结合病史综合判断。

4.3.4 脾血管瘤

【临床特点】

血管瘤是脾脏最常见的良性肿瘤，可单发或多发，通常体积较小，于体检时发现，多无临床表现，较大病灶患者可出现闷胀不适。脾血管瘤是无包膜的良性血管增生，较小的血管瘤常为实性，较大的血管瘤可出现部分囊性或伴钙化，钙化多继发于瘤内栓塞或梗死。

【超声表现】

脾血管瘤与肝血管瘤回声表现相似，病灶边界清晰，椭圆形或类圆形，多为均匀的高回声占位，也可呈低回声或外周高回声内部低回声，后方回声无改变或稍增强（图 4-3-4）。部分病灶内可见不规则液性暗区，为脾内形成的血窦。有时二维超声上可见病灶周边出入的小血管而呈现边缘缺裂现象，彩色多普勒超声多表现为病灶内血流信号稀少，周边可见绕行血管。

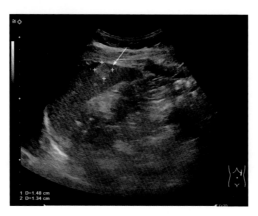

图4-3-4 脾血管瘤二维声像图

脾脏回声不均，脾下极可见一个高回声结节（➡），大小约15mm×13mm，类圆形，边界清，内部回声均匀，后方回声无明显改变。CDFI示上述病灶内无血流信号

超声造影：病灶表现与肝血管瘤相似，呈周边结节状高增强，后逐渐向心性充填，至增强晚期呈高增强。或早期呈均匀高增强，而后一直保持到增强晚期。

【鉴别诊断】

① 脾陈旧性血肿：有外伤史，内部为不均匀的高低混合回声，体位改变可见云雾状低回声漂浮，随访复查病灶可变小。脾血管瘤无外伤史，多呈高回声，部分内可见不规则液性暗区，随访复查大小无变化。

② 脾转移性肿瘤：有原发肿瘤病史，可多发或单发，多数呈低回声，形态不规则，内

部回声不均匀。脾血管瘤多为单发高回声结节，椭圆形或类圆形，随访复查大小无变化。

③ 脾淋巴瘤：结节型淋巴瘤病灶多呈极低回声，内部血供丰富，既往淋巴瘤病史亦有助于鉴别诊断。脾血管瘤多为高回声结节，内部血供稀少。

4.3.5　脾梗死

【临床特点】

脾梗死是由于脾供血动脉被堵塞致供血区域组织缺血坏死的病理现象。梗死灶多位于脾实质前缘部分，梗塞初期水肿、坏死，部分较大病灶内部可出现液化，后逐渐纤维化形成瘢痕，产生不规则钙化斑和声影。发生脾梗死时，患者表现为突发左上腹或左腰背部剧痛，放射至左肩，伴发热及白细胞计数、红细胞沉降率、CRP升高。

【超声表现】

单发病灶的典型超声表现为楔形的低回声区，尖端朝向脾门，底部朝向脾包膜，发生于脾实质前缘部分，边界清；多发病灶呈多发的片状低回声区（图4-3-5）。病程长的病灶内可出现无回声区或钙化斑。彩色多普勒超声检查示病灶内无血流信号。超声造影示病灶动脉相与实质期呈无增强。

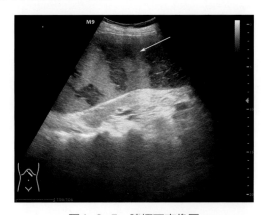

图4-3-5　脾梗死声像图

患者为肝动脉介入栓塞治疗后。脾脏体积增大，厚约75mm，形态失常，脾实质内可见多个片状低回声区，较大范围约83mm×31mm，呈楔形，底部朝向包膜，尖端朝向脾门，内部回声不均，可见网格样回声，后方回声无明显改变（➝）。CDFI示上述低回声区域内未见血流信号

【鉴别诊断】

① 脾脓肿：较少见，常继发于全身感染后，伴随发热、寒战、脾区疼痛、白细胞升高等。脓肿液化不全时，呈边界不清的低回声区，与脾梗死鉴别诊断困难，可借助超声造影明确病灶内部血供后以与脾梗死鉴别，超声造影检查中脾脓肿内可探及造影剂灌注，而脾梗死病灶内无造影剂灌注。

② 脾其他实性占位性病变：如血管瘤、淋巴瘤、转移瘤等，声像图上不具备楔形低回声区的特征性改变，无急性左上腹痛病史，且上述病灶内多可探及血流信号，结合彩超表现可与脾梗死相鉴别。

4.3.6　脾淋巴瘤

【临床特点】

脾淋巴瘤分为原发性和继发性，其中以继发性淋巴瘤多见。临床表现为发热、乏力、消瘦，多伴有颈部、腋窝、腹股沟等浅表淋巴结肿大，脾肿大明显时可有左上腹胀痛。

【超声表现】

脾淋巴瘤有 4 种超声表现形式。

① 弥漫浸润型：脾肿大，回声弥漫性减低，分布不均匀。

② 小结节型：脾内密布粟粒状低回声小结节，均小于 1cm，多为 1 ～ 5mm，由于结节较小，超声易漏诊。局部放大图像，或提高探头频率，有助于发现小结节，提高诊断率。

③ 大结节型：多伴有脾肿大，脾内多发低回声结节，大小在 1 ～ 3cm 之间，多为极低回声，可见网格样回声，可融合成团，边界清晰。

④ 肿块型：脾肿大，脾内单发低回声肿物，大小＞ 3cm，内部回声高低不均，可见网格样回声，形态不规则，边界清晰（图 4-3-6）。

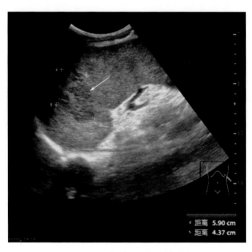

图4-3-6　脾淋巴瘤二维声像图

脾体积增大，厚约75mm，长约187mm，脾内回声不均，可见数个低回声肿物，较大的约59mm×44mm，不规则形，边界欠清，内部回声不均，可见网格样回声，后方回声无明显改变（——→）。CDFI示上述病灶内可见条状血流信号

部分病例脾门区可见肿大淋巴结，部分伴腹水。

彩色多普勒超声显示病灶内部及周边可探及丰富的动脉血流信号。

【鉴别诊断】

① 脾转移瘤：临床病史是关键，淋巴瘤多数血供较丰富一些。

② 低回声的脾血管瘤：脾血管瘤超声造影动脉相呈周边结节状高增强，逐渐向心性填充，静脉相呈高或等增强；脾淋巴瘤动脉相肿瘤快速增强，可呈高增强、等增强或低增强，静脉相快速消退呈低增强。

【特别提示】

脾淋巴瘤多为全身淋巴瘤的一部分，除了观察脾脏病变外，应仔细扫查腹腔其他脏器、腹膜后、大血管周围，了解淋巴结受累情况，这有助于脾淋巴瘤与其他恶性肿瘤的鉴别。

4.3.7 脾转移性肿瘤

【临床特点】

全身各器官恶性肿瘤均可发生脾转移，一般出现较晚，以血行转移为主，或胰尾、胃底、腹膜后肿瘤直接侵犯，或为淋巴转移、种植转移等。脾转移性肿瘤临床表现为左上腹不适、脾肿大等。

【超声表现】

脾转移性肿瘤的声像图表现多种多样，与原发肿瘤相关。可单发或多发，以低回声为主，也可呈高回声、混合回声或无回声，多与肝转移灶回声相似。若病灶周边有推移的血管或水肿，则其周围可出现声晕；若病灶内部有坏死或液化，内部可探及液性暗区。彩色多普勒超声检查示病灶内一般血供少（图4-3-7）。

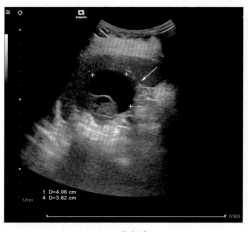 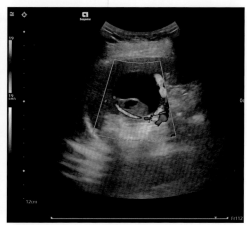

(A) 二维超声   (B) 彩色多普勒超声

图4-3-7 脾转移性肿瘤声像图

患者有子宫内膜癌病史，治疗过程中发现脾新发囊实性占位。（A）示脾内可见一个混合回声灶（➞），大小约为41mm×36mm，类圆形，边界清，内部回声不均，可见液性暗区，后方回声无明显改变。病灶回声与盆腔复发灶回声类似。（B）示上述病灶内血供稀少，周边可见绕行血流信号

【鉴别诊断】

① 脾淋巴瘤：脾内低回声实性占位，结合患者既往的淋巴瘤病史，可做出诊断。既往病史在鉴别淋巴瘤和转移瘤中起关键作用。

② 脾血管瘤：血管瘤多为高回声，对于低回声血管瘤可采用超声造影加以鉴别。超声造影动脉相血管瘤表现为周边结节状高增强，静脉相持续高或等增强；转移瘤则表现为动脉相不均匀高增强，静脉相迅速消退，即"快进快出"的造影表现。

【特别提示】

对于脾转移性肿瘤的诊断关键是结合病史，对于不明来源的脾肿瘤，为了明确诊断，必要时可采用超声引导下粗针穿刺活检，尽量选取不经过正常脾实质的病灶处直接穿刺取材，以减少脾脏破裂出血的风险。

（云　苗）

第5章

肾脏及输尿管超声检查

5.1　肾脏及输尿管超声检查方法

【患者准备】

肾脏超声检查一般无需检查前特殊准备。但如需要同时检查膀胱、输尿管、前列腺或盆腔其他结构，可让患者检查前 1h 饮水，适度充盈膀胱。输尿管超声检查前要适度充盈膀胱，以利于显示，尤其是对输尿管膀胱壁内段的显示。

【仪器调节】

应选用高分辨率彩色多普勒诊断仪，常规应用凸阵探头，成人一般探头频率选用 3～5MHz，儿童、婴幼儿或瘦小成人可采用 5MHz 或更高频率的探头，这样更有利于观察病灶内部结构和评估病灶血供情况。

【扫查方法及要点】

扫查肾脏及输尿管时最常用的体位是仰卧位和侧卧位。如患者肥胖或腹腔肠气干扰明显的情况下，可以选用俯卧位。

（1）仰卧位扫查　患者平卧，探头放置于前腹壁或侧腰部，行肾脏纵切面、冠状面连续扫查，在完整显示肾脏冠状面基础上，旋转探头至十字交叉切面，行横断面连续扫查。注意扫查时需侧动探头多切面扫查并配合患者呼吸，避开肠气及肋骨遮挡，完整显示肾脏上、下极及各部。

扫查输尿管时利用肾脏作为透声窗显示肾门区域，观察肾盂、肾盂输尿管移行处及输尿管上段情况，然后经前腹壁沿输尿管走行方向自上而下行纵断面扫查，在主动脉和下腔静脉外 2cm 左右追踪，观察输尿管有无扩张、狭窄、黏膜增厚以及管腔内有无结石、占位等病变。扫查时适当加压，可减少气体干扰。下腹部以膀胱为透声窗，可观察输尿管膀胱壁内段、输尿管开口处。

（2）侧卧位扫查　扫查右肾时，患者右臂上举，扫查左肾时，左臂上举。侧卧位时探头可置于前腹壁、侧腰部及背部行肾脏各切面扫查。一般先行双肾纵断面、冠状面扫查，长轴断面扫查后，需旋转探头至短轴断面，行连续横断面扫查，扫查时需配合患者呼吸，避开肠气及肋骨影响，显示肾脏各部。

侧卧位扫查输尿管时首先显示肾脏肾门、肾盂输尿管移行处，然后沿输尿管走行方向自上而下行纵断面追踪扫查，观察输尿管有无病变。

（3）俯卧位扫查　部分患者可能因肥胖、腹腔气体明显造成肾脏显示困难，此时可采用俯卧位，经背部扫查肾脏。此体位可以有效避免气体干扰。但因肋骨声影遮挡，肾脏上极显示欠佳。

仰卧位、侧卧位扫查显示输尿管不满意者，可取俯卧位经背部做肾脏冠状面扫查，显示肾盂输尿管移行处后，再沿腰大肌对输尿管腹段进行纵断面扫查。由于髂骨影响，此体位无法显示输尿管中下段。

注意：观察输尿管时，如果经腹部扫查盆段或膀胱壁内段输尿管显示不满意者，对于已婚女性，还可经阴道超声扫查，对未婚女性及男性可经直肠扫查。

【图像分析】

扫查肾脏时，首先显示肾脏长轴切面，观察肾脏大小、形态、回声有无异常。观察肾盂有无扩张，肾盂输尿管移行处有无异常（如结石、肿物）。发现病变后，需进一步评估病灶位置、大小、形态、血流情况。肿瘤性病变需要注意观察肾门血管有无栓子、肾门有无肿大淋巴结等。

超声检查难以显示无扩张的输尿管，当存在肾积水并输尿管扩张时，可经肾冠状面观察肾门区域，显示肾盂输尿管移行处，沿扩张输尿管追踪扫查，观察输尿管扩张的程度，寻找有无结石、肿瘤、狭窄等。重点观察输尿管3个生理狭窄处，这是结石最容易嵌顿的位置。对于输尿管肿瘤的患者，需观察肿瘤的范围、浸润管壁的程度，以及周围组织有无肿瘤浸润等。盆段及膀胱壁内段输尿管，可以膀胱作为透声窗，比较容易显示膀胱壁内输尿管开口处隆起及观察输尿管口有无喷尿等现象。

5.2　正常肾脏及输尿管的超声图像及测量方法

【正常解剖及超声图像】

肾是成对的实质脏器，左右各一，位于脊柱两旁，紧贴两侧腰大肌。两肾上极较为靠近，而下极则相距略远，似"八"字形。右肾上、下极均较左肾低约半个椎体（图 5-2-1）。

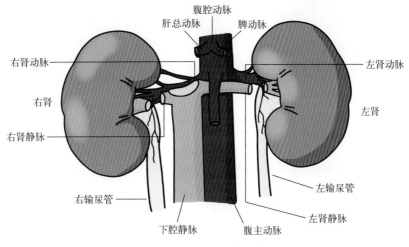

图5-2-1　泌尿系统示意图

肾的周围毗邻关系：两肾上极有肾上腺覆盖，左肾前面从上向下分别与胃、胰尾、空肠相邻，外侧缘上部接脾，下部邻结肠脾曲。右肾前面上 2/3 部邻肝，下 1/3 部邻结肠肝曲，内侧缘与十二指肠降部相贴。双肾的背侧仅有肾上极的小部分被肋膈隐窝和肺下段遮盖，其余大部分为背部肌肉和肾周筋膜覆盖。

正常肾脏呈蚕豆形，包膜清晰、光滑。肾皮质呈均匀的中低水平回声，肾锥体呈圆形或三角形弱回声区。中央部分为肾窦区，包括集合系统（肾盂、肾大盏、肾小盏）、血管和脂肪等，呈高回声（图 5-2-2）。彩色多普勒超声能够清晰显示肾动、静脉及其肾内分布。肾脏的横断面在肾门部呈马蹄铁形，彩色多普勒超声在肾门部可显示出入肾脏的血管图像（图 5-2-3、图 5-2-4）。

输尿管是一对肌性长管状结构，具有平滑肌蠕动功能，总长度为 20 ～ 30cm，内径为 0.5 ～ 0.7cm。上端起自左、右肾盂，全程分为上段、中段、下段。输尿管上段（即腹段）沿着腰大肌垂直下行，越过髂血管进入盆腔称为输尿管中段（即"盆段"）；输尿管下段（膀胱壁内段）穿过膀胱壁，止于膀胱后下方的输尿管开口。

输尿管有上、中、下 3 个生理狭窄，其内径仅为 2 ～ 3mm，是肾结石最容易滞留的地方。第一狭窄，位于肾盂输尿管移行处；第二狭窄，位于输尿管跨越髂血管处；第三狭窄，位于膀胱壁内段。

【断面显示】

见图 5-2-2 ～图 5-2-4。

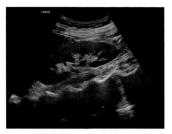

(A) 右肾长轴切面超声图

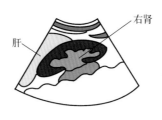

(B) 右肾长轴切面示意图

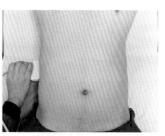

(C) 右肾长轴切面扫查体位图

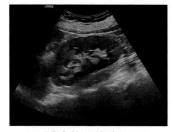

(D) 左肾长轴切面超声图

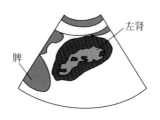

(E) 左肾长轴切面示意图

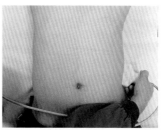

(F) 左肾长轴切面扫查体位图

图5-2-2　正常肾长轴切面图

肾呈椭圆形或蚕豆形，包膜光滑、清晰，肾皮质呈均匀中低回声，锥体回声更低，呈弱回声，中央部分为肾窦，呈高回声

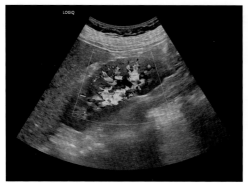

(A) 右肾长轴切面

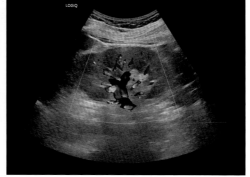

(B) 左肾长轴切面

图5-2-3　正常肾脏血流图像

彩色多普勒超声显示肾内血流分布，呈珊瑚状

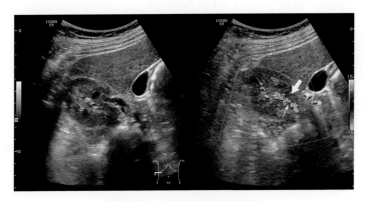

图5-2-4　肾脏横断面超声图

肾脏呈马蹄铁形，彩色多普勒超声显示出入肾门的血流图像
（⇨：肾静脉；⟶：肾动脉）

【测量方法】

在肾的最大冠状面测量长径及宽径，长径即自肾上极最高点至肾下极最低点之间的距离，宽径即自肾门至肾外侧缘之间并垂直于长径的最大距离。在肾门水平横断面测量肾脏厚径（前后径），此切面也可测宽径。肾脏的最大纵断面适于肾脏长径测量（图5-2-5）。

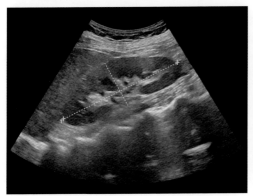

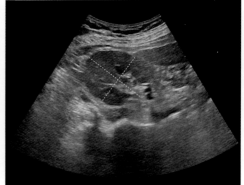

(A) 正常肾最大冠状面测量长径和宽径　　　　(B) 正常肾肾门水平横断面测量宽径和厚径

图5-2-5　正常肾脏测量示意图

【正常参考值】

肾脏大小：长径 9 ～ 12cm，宽径 4 ～ 5cm，厚径（前后径）3 ～ 4cm。

肾实质厚度：1 ～ 2cm，其中皮质和髓质厚度为 0.6 ～ 1.2cm。

输尿管：正常输尿管内径为 0.5 ～ 0.7cm，狭窄处内径为 0.2 ～ 0.3cm。

5.3 常见肾脏良、恶性病变

5.3.1 先天性肾脏异常

5.3.1.1 先天性肾缺如

【临床特点】

先天性肾缺如也称肾不发育。可合并同侧输尿管缺如及膀胱三角区发育不良，约30%伴有生殖器其他脏器畸形。

【超声表现】

在声像图上表现为在一侧肾区探不到肾的显示，对侧肾代偿性增大（图5-3-1）。

【鉴别诊断】

肾缺如应和萎缩肾、肾发育不全、异位肾和游走肾鉴别。萎缩肾体积更小，实质回声增强，肾内结构回声分界不清。肾发育不全，患侧肾较小，易受肠气影响而漏诊，需仔细扫查。异位肾和游走肾一般位置偏低，常规超声检查在肾区未能探及正常肾脏声像，应在下腹部靠近骶前或盆腔多切面扫查寻找。

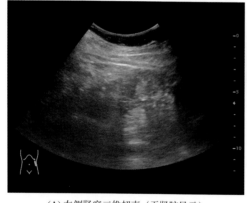 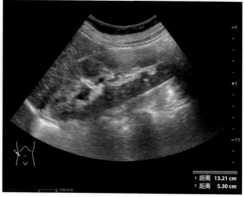

(A) 左侧肾窝二维超声（无肾脏显示）　(B) 右侧肾代偿性增大二维超声

图5-3-1　左肾先天性肾缺如声像图

（A）左侧肾窝无肾脏显示；（B）右侧肾代偿性增大，大小约为132mm×53mm

5.3.1.2 肾发育不全

【临床特点】

肾发育不全是胚基发育不完全所致，是体积常小于正常肾50%以上的畸形肾。临床表现取决于肾发育不全的程度，单侧肾发育不全一般无明显症状，多为偶然发现；双侧肾发育不全常伴有肾功能不全表现。

【超声表现】

声像图表现为患肾体积明显缩小，形态和内部回声正常；对侧肾代偿性增大（图5-3-2）。

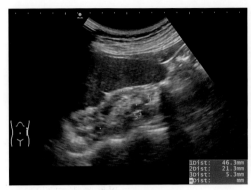

(A) 左肾二维超声　　　　　　　　　　　　(B) 右肾二维超声

图5-3-2　肾发育不全声像图

（A）左肾体积偏小，大小约为46mm×21mm，肾皮质、髓质及肾窦区比例及回声正常；（B）右肾体积代偿性增大，大小约为114mm×43mm

【鉴别诊断】

诊断肾发育不全需要排除后天性肾疾病，如肾脏手术史、肾动脉狭窄、慢性肾功能衰竭等引起的肾萎缩。肾发育不全需与异位肾鉴别，异位肾通常体积也较小，但位置不在肾窝，多位于盆腔。

5.3.1.3　异位肾

【临床特点】

本病属于肾的先天性位置异常，有盆腔异位肾、横过异位肾、胸腔异位肾，盆腔异位肾属于最常见的异位肾。

【超声表现】

声像图表现：一侧肾窝看不到肾显示，在下腹部、骶前或盆腔可见"腹部肿物"，呈肾脏回声，可见肾脏正常结构（图5-3-3）。异位肾通常体积较小，伴有肾轴旋转不良。输尿管通常较短，引流不畅易引起肾积水，从而导致盆腔感染和结石形成。约半数异位肾肾功能减低。

【鉴别诊断】

① 肾下垂与游走肾：肾下垂是因组织疏松而引起的位置异常。游走肾表现为肾活动度明显增大，肾蒂过长，位置低下。两者均可以将肾还纳到正常位置。而异位肾位置固定，无法还纳到正常位置。

② 腹部肿瘤：部分腹部肿瘤尤其是肠道肿瘤容易形成"假肾征"，仔细观察可见肿物与肠道相连续，随肠道蠕动可见肿物内高回声内容物移动现象。异位肾有正常的肾脏结构，彩色多普勒超声显示肾血管结构和分布特点。

③ 肾缺如：单侧肾缺如，在盆腔、胸腔等均找不到肾的回声，健侧肾代偿性增大。

【特别提示】

当一侧肾在肾区未能探及时，有异位肾的可能，需同时扫查盆腔、髂窝等区域。如果肾脏上升过高，超声还可以帮助探查确定膈肌是否完整。

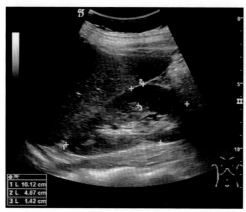 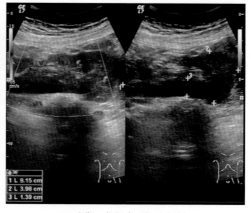

(A) 右肾二维超声　　　　　　　　　　(B) 左肾二维超声（位于盆腔）

图5-3-3　左肾盆腔异位肾声像图

（A）右肾大小、形态正常；（B）左肾位于盆腔，体积稍小，肾轴旋转不良，肾门朝向前外侧

5.3.1.4　马蹄肾

【临床特点】

马蹄肾为较常见的先天性双肾融合畸形，发生率为 0.01% ～ 0.25%。融合部位发生于肾上极或肾下极，约 95% 的融合发生在肾下极，融合处称为"峡部"。融合处一般多为功能正常的肾组织，少数情况下仅以纤维组织相连。一般多伴有肾轴旋转不良，导致尿液引流不畅，因此马蹄肾易发生尿路感染和结石。

【超声表现】

声像图表现：双肾长径较正常稍小，常较正常位置稍低，双肾轴旋转不良，肾门偏向前方，肾下极朝向脊柱前方。横断面扫查可见双肾下极于腹主动脉和下腔静脉前方相连接（图5-3-4）。

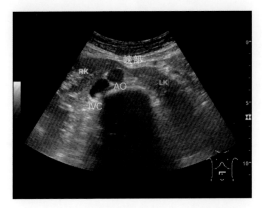

图5-3-4　马蹄肾（横断面）二维声像图

双肾下极于腹主动脉前方融合

RK—右肾；IVC—下腔静脉；AO—腹主动脉；LK—左肾

【鉴别诊断】

① 腹膜后肿瘤（如嗜铬细胞瘤）、腹主动脉旁肿大淋巴结：马蹄肾峡部追踪观察可见连接处与肾脏相延续。腹主动脉旁肿大淋巴结及腹膜后肿瘤均可见明确的边界，与肾脏分界清楚。其他影像检查如 X 线肾盂造影和 CT 有助于鉴别。

② 左肾静脉瘤栓：可见其与左肾静脉延续，位于肾门水平，并可见左肾静脉远端扩张。而马蹄肾峡部虽然也位于腹主动脉前方，仔细扫查可见峡部延续至双肾，肾静脉无扩张。

5.3.1.5　重复肾

【临床特点】

重复肾为最常见的泌尿系统畸形。重复肾的上、下肾实质融合，有共同的肾包膜，分别有各自的肾盂、输尿管及血管。一般重复肾的上位肾多体积较小，发育不全，引流不畅，易并发感染、结石和积水。

【超声表现】

肾脏长径增大，外形正常或有切迹，肾窦区被正常肾实质分离成上下两部分。上位肾窦轮廓偏小，多数伴有不同程度的肾盏分离扩张，下位肾窦轮廓正常。重复输尿管分为完全型和不完全型。完全型重复输尿管有两个开口，一般与上位肾盂相连之输尿管异位开口于膀胱三角区以外的膀胱壁或膀胱外盆腔等部分。CDFI 可显示肾门处两套出入肾脏的血管，分别位于上下肾窦区，有助于确诊（图 5-3-5）。

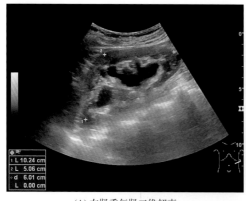
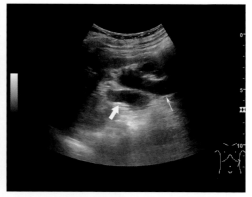

(A) 左肾重复肾二维超声　　　　　　　(B) 左侧扩张输尿管（两条）二维超声

图5-3-5　重复肾二维声像图

（A）左肾重复肾，可见肾窦分为上下两部分，上下两组肾窦均分离扩张；（B）显示上下两条扩张输尿管
（⇨：上位输尿管；➝：下位输尿管）

【鉴别诊断】

① 肾上极囊肿：重复肾的上位肾多发育不良，引流不畅容易合并上位肾积水，类似肾上极囊肿。可多切面观察，重复肾的无回声区与输尿管相连，呈漏斗状，向下追踪该输尿管下行开口位置不正常或正常，而肾囊肿多边界清楚，可资鉴别。

② 分叉肾盂畸形：分叉肾盂也存在上下两组肾窦，冠状面可见肾盏汇合成两个肾盂后，又在肾门处汇合在一起，延续为一条输尿管，无重复输尿管。

③ 肾肿瘤：重复肾的上位肾有时似肾肿瘤，重复肾可有出入肾门的血管，并可见肾窦回声，追踪见肾窦与输尿管相连，有助于两者鉴别。

5.3.2　肾囊肿

【临床特点】

肾囊肿有肾皮质囊肿（单纯性肾囊肿，包括孤立性和多发性肾囊肿）、肾髓质囊性变（海绵肾）、肾盂旁肾囊肿、肾囊性发育缺陷、多囊肾等多种类型。这里主要讨论单纯性肾囊肿。单纯性肾囊肿病因未明，可能与某些肾疾病导致的肾小管阻塞、连接不良或肾退行性变有关，发病率随着年龄增大而增长。囊肿的壁菲薄，其中充满澄清液体。可单侧发生，也可双侧同时发生，囊肿大小不一，小者一般无临床症状，大的囊肿可以形成腹部肿物。本病预后良好。

【超声表现】

声像图表现：肾实质内单发或多发的无回声暗区，囊壁薄而光滑，内透声良好，后方回声增强。多发性肾囊肿者，囊肿之间肾实质回声正常。部分囊肿内可因感染，囊壁出现水肿增厚，囊内常有脓栓或脱落组织碎片，声像图表现为内透声不佳，呈高、中、低、弱等不同程度回声，有时类似于囊实性肿物。部分囊肿合并出血者，囊内亦可见密集点状强回声或弱回声（图5-3-6）。

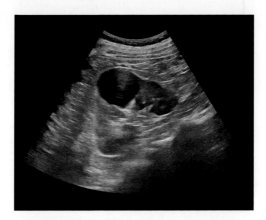

图5-3-6　单纯性肾囊肿二维声像图

肾中部可见一无回声暗区，大小约45mm×40mm，类圆形，边界清，壁薄光滑，透声好，后方回声增强

【鉴别诊断】

① 多囊肾：多囊肾体积增大，其内密布大小不一无回声暗区，多累及双侧肾脏，通常合并多囊肝，一般有家族史；而多发性肾囊肿呈局限性，囊肿散在分布。一般不难鉴别。

② 肾包虫囊肿：肾包虫囊肿一般囊壁较厚，囊内透声差，并可见大囊合并小囊的囊中囊表现，患者一般有包虫病高发区旅居史，部分合并肝包虫囊肿。鉴别困难时，可结合包虫皮内（Casoni）试验或血清学检查协助诊断。

③ 肾盂源性囊肿：发生在肾窦旁的单纯性肾囊肿易与肾盂源性囊肿混淆。肾盂源性囊肿紧贴或深入肾窦，囊肿与肾盏相交通，排尿后囊肿变小。该类型囊肿多较小，一般在 1～1.5cm，肾窦旁囊肿不与肾盏交通，无排尿前后大小改变。

④ 囊性肾肿瘤：主要与出血性或感染性肾囊肿鉴别。囊性肾肿瘤囊壁厚薄不均，囊内可见分隔，彩色多普勒超声示实性部分可见血流信号。用超声造影观察病灶内血供情况更灵敏，出血或感染性肾囊肿无造影剂进入，囊性肾肿瘤可观察到实性部分或分隔上造影增强信号。

5.3.3　肾结石

【临床特点】

肾结石是泌尿系统的常见疾病，男性患者多于女性。根据结石成分不同，可简单区分为含钙结石和不含钙结石，约80%的肾结石含钙（草酸钙、磷酸钙），X线平片易于显示，尿酸结石和胱氨酸结石 X 线显影较淡或不易显影，呈"X 线阴性结石"或"透 X 线结石"。肾结石主要分布在肾的集合系统内，可发生于一侧肾，也可双侧肾同时发生。小的结石未造成尿路梗阻者，一般无临床症状。若结石嵌顿在肾盏柄部或嵌入肾盂输尿管移行处，可造成腰痛和血尿，若结石下行引起梗阻，肾盂、输尿管平滑肌强烈收缩则产生剧烈肾绞痛，并沿输尿管向下放射。梗阻部位以上的肾盂、肾盏、输尿管扩张积水，并可继发尿路感染，出现尿频、尿急、尿痛及血尿等症状。

【超声表现】

① 肾集合系统内出现点状、团块状、弧形或鹿角状强回声，大部分伴有明显声影，少部分结石声影不明显或不伴有声影（图 5-3-7）。一般含钙结石超声穿透性差，声影明显；不含钙结石穿透性好，声影不显著。单发或多发，大小不一，小者如点状，大者如铸型结石，呈鹿角状或珊瑚状，呈数个分支状，缓慢仔细扫查可见结石相互连续。

② 结石合并梗阻时，可引起相应的肾盂、肾盏扩张（图 5-3-8）。

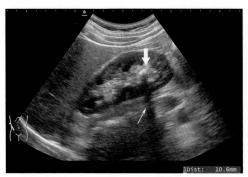

图5-3-7　右肾结石二维声像图（一）

右肾下盏可见一强回声斑，后方伴声影（⇨：结石；⟶：结石后方声影）

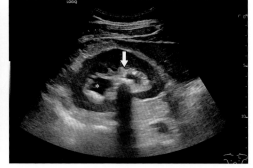

图5-3-8　右肾结石二维声像图（二）

结石引起梗阻，可见积水征象（⇨：结石；*：肾盂扩张积水）

③ 大部分结石应用彩色多普勒超声检查，可见结石后方出现五彩镶嵌样血流信号，称快闪伪像（twinkling artifact），发生率在 80% 左右（图 5-3-9）。

【鉴别诊断】

① 肾内钙化斑：肾内钙化斑位于肾皮质或包膜下；结石多见于肾盂、肾盏内。

② 钙乳性肾囊肿：钙乳性肾囊肿位于肾盏周围，囊内可见泥沙样结石，与肾盏结石类似。钙乳性肾囊肿随体位改变，可见囊内结石移动，后方可伴声影或彗星尾征。肾盏结石梗阻位置局部肾盏扩张，改变体位时结石位置无改变。

③ 肾窦壁灶状纤维化：呈强回声，后方无声影，改变角度可呈等号状或短棒状。

④ 肾结核性钙化：肾结核性钙化外形不规则，见于肾实质内透声较差的无回声区的边缘，一般有结核病史。肾结石强回声则见于肾窦内或其边缘处，后伴声影。

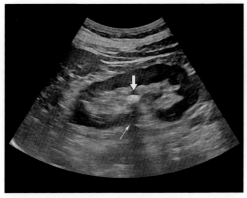

| (A) 二维超声 | (B) 彩色多普勒超声 |

图5-3-9　肾结石及后方"快闪伪像"

（A）示右肾结石（⇨），伴后方声影（→）；（B）示结石后方出现五彩镶嵌样彩色信号，称快闪伪像（→）

5.3.4　肾积水

【临床特点】

肾积水是指由尿路梗阻引起肾盂、肾盏扩张伴肾实质萎缩的状态。梗阻可发生在从肾脏至尿道的任何一个部位。上尿路梗阻较早引起肾盏杵状扩张。下尿路梗阻常造成双侧性肾积水，梗阻时肾盂、输尿管扩张更明显。超声发现肾积水征象，有助于进一步查明尿路梗阻的病因，如结石、肿瘤、结核及多种先天异常。

【超声表现】

肾积水超声表现：肾窦区分离，出现无回声暗区，暗区的大小、范围与积水的严重程度及梗阻时间相关。

① 轻度肾积水：肾窦部出现窄带状无回声区，宽度为 1 ～ 1.5cm，肾大小、形态无改变，肾实质厚度正常（图 5-3-10）。

② 中度肾积水：肾盂、肾盏扩张，呈典型的手套状或烟斗状无回声区，肾锥体顶端穹隆部变浅，呈圆弧状；肾体积轻度增大，外形饱满（图 5-3-11）。

③ 重度肾积水：肾盂、肾盏明显扩张分离呈花边状或调色碟状；肾实质因明显受压不同程度地变薄；肾体积明显增大、变形（图 5-3-12）。

【鉴别诊断】

① 肾外肾盂（壶腹型肾盂）：壶腹型肾盂呈肾门处的无回声暗区，类似肾积水，但是一般不伴有肾小盏扩张。肾积水一般伴有肾小盏扩张、肾乳头变平征象，排尿后无改变。

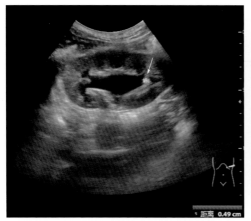

图5-3-10　轻度肾积水二维声像图

肾窦区分离，呈窄带样。箭头处可见一肾结石（→）

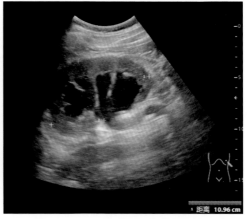

图5-3-11　中度肾积水二维声像图

肾轮廓饱满，肾盂、肾盏分离，肾乳头变平

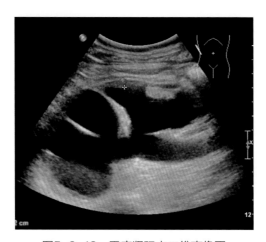

图5-3-12　重度肾积水二维声像图

肾脏体积增大，肾盂肾盏扩张分离呈调色碟状，肾实质明显变薄

　　② 轻度肾积水，要注意避免假阳性，膀胱过度充盈状态也可出现肾盂肾盏轻度分离，一般小于1.5cm。而肾积水往往伴有肾乳头变平和肾小盏扩张征象，这与正常肾盂过度充盈有区别。对于可疑者建议排尿约15min后超声复查，生理性肾盂分离可减小或消失。

　　③ 肾盂旁囊肿：肾盂旁囊肿呈圆形或椭圆形，无肾小盏扩张且周围可见肾窦区脂肪回声。而肾积水一般伴有肾小盏扩张、肾乳头变平征象。

　　④ 多发性肾囊肿：多发性肾囊肿则囊肿大小不一，相互间不连通。肾积水的无回声暗区与扩张的肾盂相通，并围绕肾盂呈放射状排列。

超声可准确判断有无肾积水及积水的程度，并寻找积水的原因，临床应用广泛。但是要严格掌握轻度肾积水的诊断标准，注意正常肾盂解剖学变异，避免超声假阳性。

5.3.5 肾细胞癌

【临床特点】

肾细胞癌（renal cell carcinoma，RCC）是成人最常见的肾实质肿瘤，约占肾实质恶性肿瘤的 85%，多见于 50 岁以上中老年人，男女患者之比约为 3∶1。早期多无明显症状，随着疾病发展，可出现血尿，若同时有腰痛、血尿、腹部肿块三联征，则已属于肾癌晚期，往往肿瘤大、预后差。组织学上肾细胞癌分为透明细胞癌、嫌色细胞癌、乳头状肾细胞癌及嗜酸细胞癌、集合管癌、髓质癌等，以透明细胞癌多见。大部分肾细胞癌为散发，约 4% 有遗传综合征背景。

【超声表现】

① 多呈圆形或椭圆形实性肿物，边界清楚或不清楚，部分可见假包膜回声。发生于肾实质内的小肿瘤通常肾脏外形无明显变化，较大的肿物或肾包膜下肿瘤常引起肾局部向外膨突，占位感明显。肿物压迫或侵犯肾盂，可见出现肾盂、肾盏的扩张、积液（图 5-3-13）。

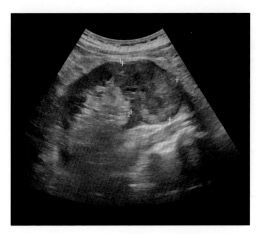

图5-3-13　肾细胞癌二维声像图

肾脏下极见一实性中等回声肿物，大小约为58mm×44mm，向肾外突出，内部回声不均匀

② 肾细胞癌可表现为低回声、等回声或高回声。小肾细胞癌（直径 < 30mm）多呈高回声。较大的肿瘤内常可见液化坏死区，合并钙化时，可见肿块内出现点状或斑块状强回声（图 5-3-14）。

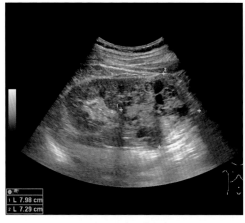

(A) 肾细胞癌二维超声

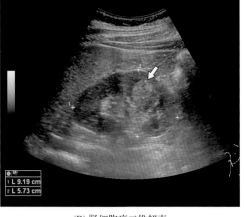

(B) 肾细胞癌二维超声

图5-3-14　肾细胞癌二维声像图

（A）左肾下极见囊实性肿物，大小约为80mm×73mm，向肾外突出，边界不清，内可见小囊状无回声暗区；　（B）右肾中部实性肿物，位于肾实质内，椭圆形，边界尚清，内呈均匀高回声（ ⇨ ）

③ 彩色多普勒超声示病灶多呈环状或点、线状血流信号（图5-3-15），部分肿瘤呈少血流信号或无血流信号，超声造影检查可提高肾细胞癌血流显示率，尤其对于囊性变的肾肿瘤，可用以发现囊壁、内部分隔及实性成分中的血流信号，有助于本病的诊断和鉴别诊断。

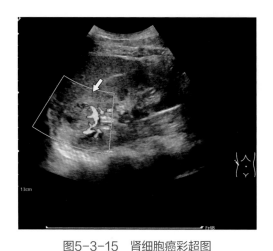

图5-3-15　肾细胞癌彩超图

彩色多普勒超声显示肿瘤周围见环状血流信号（ ⇨ ）

④ 肾细胞癌可沿肾静脉扩散，引起肾静脉、下腔静脉内癌栓（图5-3-16）。部分可见肾门淋巴结和腹膜后淋巴结肿大。因此当怀疑肾细胞癌时，需要仔细扫查肾门区血管、下腔静脉有无异常及肾门区有无肿大淋巴结。

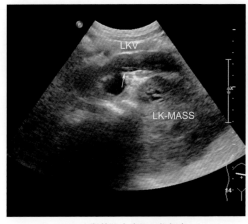
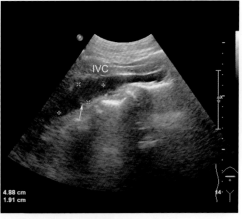

| (A) 左肾静脉内癌栓二维超声 | (B) 下腔静脉内癌栓二维超声 |

图5-3-16　左肾静脉及下腔静脉内癌栓声像图

（A）左肾静脉增宽，内见低回声填充（LKV—左肾静脉；LK-MASS—左肾肿瘤；白色箭头—左肾静脉内癌栓）。（B）下腔静脉内可见低回声团，范围约49mm×19mm（IVC—下腔静脉；白色箭头—下腔静脉内癌栓）

【鉴别诊断】

① 肥大肾柱：肾柱是肾皮质伸向肾窦的部分，回声通常和正常皮质相同，并可见其与肾皮质连续。肾肿瘤与肾皮质有明显的分界，占位感明显。

② 肾血管平滑肌脂肪瘤：肾血管平滑肌脂肪瘤一般呈明显高回声，与高回声小肾细胞癌容易混淆。血管平滑肌脂肪瘤的回声会更高一些，鉴别困难时，可应用增强CT进一步检查。

③ 分叶肾：肾分叶较大而叶间沟较深时，容易被误认为肿瘤结节，应仔细多切面观察，可见"结节"的回声与正常肾实质相同，无明显占位感，CDFI示树枝状血流信号，而肾细胞癌占位明显，CDFI多为环状血流信号。

④ 肾脓肿：肾脓肿早期呈边界不清的低回声或弱回声区，脓肿形成后，内部可见密集光点样回声，临床多伴有腰痛、感染症状，实验室检查白细胞升高等。肾癌多边界清楚，有明显占位感，通常无感染表现。

5.3.6　肾母细胞瘤

【临床特点】

肾母细胞瘤也称维尔姆斯（Wilms）瘤，是儿童最常见的腹部恶性肿瘤，约占儿童恶性肿瘤的20%。多为单侧，少数为双侧。早期肿瘤可位于肾的上极或下极，晚期肿瘤突破肾包膜侵入周围组织，生长迅速，容易转移。最常见症状为腹部肿块，约占90%。

【超声表现】

肿瘤多位于肾上极或下极，体积大，可超过肾脏本身，肾实质受压变形。较小肿瘤多呈低回声，较均质，肿瘤较大者可出现出血、坏死、囊性变，回声可呈高低混合回声，分布不均匀。CDFI示瘤体内可见较丰富的血流信号（图5-3-17）。可有肾静脉、下腔静脉瘤栓及肾门淋巴结转移。

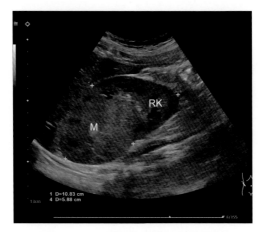

图5-3-17　肾母细胞瘤二维声像图

右肾上极稍高回声肿物，大小约108mm×59mm，椭圆形，边界清，占据肾脏大部分，并向肾外突出

M—肿瘤；RK—右肾

【鉴别诊断】

临床上以腹部肿块为主的小儿患者，超声显示肾体积增大、形态异常，其内见实性不均质团块，可提示肾母细胞瘤的诊断。本病需要注意与肾上腺或腹膜后肿瘤的鉴别。超声检查可发现肾上腺及腹膜后肿瘤与肾包膜有明确界限，可找到正常肾脏回声，以此可与肾母细胞瘤鉴别。

5.3.7　肾盂癌

【临床特点】

肾盂癌是指发生于肾盂上皮组织的恶性肿瘤，约占肾脏肿瘤的10%，多数为移行细胞癌，腺癌和鳞癌少见。患者以老年人居多，男女之比为4∶1。无痛性肉眼血尿是最重要的临床表现。

【超声表现】

① 肾窦区内低回声呈结节状或团块状，部分或全部占据肾窦，边界不清，造成梗阻者可继发肾盏或肾盂扩张。此时，声像图容易显示该肿物的形态、大小和范围（图5-3-18）。

② CDFI示肿瘤内血流信号稀少或无血流信号，超声造影则多呈低灌注。

③ 弥漫性肾盂尿路上皮细胞癌：肿瘤细胞由肾盂、肾盏向肾实质弥漫性浸润生长，患肾弥漫性普遍肿大，可基本保持正常肾外形；肾实质显著增厚，皮、髓质界限不清；可伴有肾静脉、下腔静脉癌栓等表现。

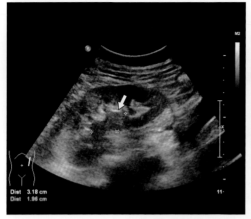
(A) 二维超声

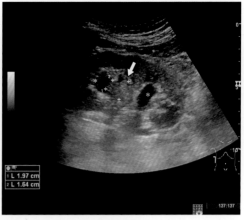
(B) 二维超声

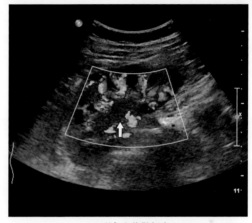
(C) 彩色多普勒超声

图5-3-18　肾盂癌声像图

（A）肾窦内见不规则低回声肿物（⇨），大小约为32mm×20mm，边界不清；（B）肾盂癌（⇨）引起梗阻者，可见肾积水（＊）；（C）示肿瘤部位血供稀少

【鉴别诊断】

① 肾盂内血块：血块可呈低回声或高回声，容易与肾盂癌混淆。震动体表，肾盂内血块有漂浮感或者改变体位血块有移动，超声造影显示血块内无增强，可以此与肾盂癌相鉴别。

② 肾窦内脂肪增殖：CDFI示血管分支走行间距规则，无中断或绕行，临床无肾积水、血尿表现。

③ 肾细胞癌：肾盂癌侵犯肾实质，可类似肾细胞癌。肾盂癌大部分病灶位于肾盂，早期即容易出现血尿等表现，病灶血供不丰富，易出现输尿管、膀胱播散转移。肾细胞癌早期通常无明显症状，血供多较丰富。

超声检查小的肾盂癌，尤其是瘤体极小（小于1cm）或肿瘤匍匐浸润生长、无尿路阻塞的小肿瘤，容易漏诊或显示不清。可以让患者憋尿，使肾盂轻度分离扩张，以利于超声显示。肾盂癌可沿尿路向下种植播散，因此在考虑肾盂癌的同时，需要仔细扫查输尿管及膀胱，注意有无播散灶。

5.3.8 肾血管平滑肌脂肪瘤

【临床特点】

血管平滑肌脂肪瘤是肾脏最常见的良性肿瘤，由不同比例的脂肪、血管和平滑肌组织构成。可单发、多发或双侧发生，双侧发生者多伴有结节性硬化。瘤体较小者一般无明显症状，瘤体较大者可因瘤体出血引发腰痛、血尿。

【超声表现】

① 肾实质内高回声结节或肿物，呈圆形或椭圆形，边界清楚，无声晕，肿瘤向肾包膜外突时，肾外形饱满或局部膨隆，肿瘤向内生长时肾窦局部可呈受压改变（图5-3-19）。

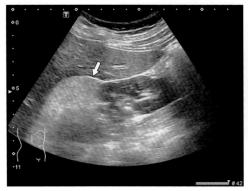 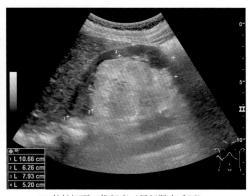

(A) 病灶切面二维超声（肿物凸向包膜外）　　(B) 长轴切面二维超声（局部肾窦受压）

图5-3-19　肾血管平滑肌脂肪瘤声像图（一）

（A）右肾上部实性肿物（⇨），大小约68mm×40mm，形态不规则，向肾外突出，边界欠清，内呈均匀高回声；（B）右肾中部实性肿物，大小约为79mm×52mm，椭圆形，边界清，内呈均匀高回声，肾窦受压改变，肿瘤后方见轻度衰减

② 多数病灶呈密集而均匀的高回声，当肿块发生出血时，内可见极低回声或无回声区，呈高低回声交错的"洋葱皮"样改变（图5-3-20）。小部分以平滑肌为主或以血管成分为主的血管平滑肌脂肪瘤呈低回声。瘤体较大的血管平滑肌脂肪瘤后方回声可见衰减。

③ 彩色多普勒超声一般探测不到血流信号，大的血管平滑肌脂肪瘤可有少量彩色血流信号。

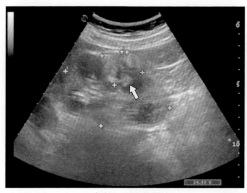

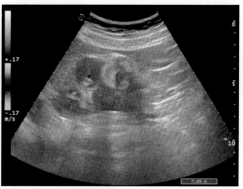

(A) 长轴切面二维超声　　　　　　　　　(B) 病灶最大切面彩色多普勒超声

图5-3-20　肾血管平滑肌脂肪瘤声像图（二）

（A）肾脏中部实性肿物（ ⇨ ），类圆形，内呈高低不均回声；（B）CDFI显示肿瘤内无血流信号

【鉴别诊断】

部分肾细胞癌呈高回声，易与血管平滑肌脂肪瘤混淆。血管平滑肌脂肪瘤回声相对更强，血供一般不如肾细胞癌丰富。由于血管平滑肌脂肪瘤内含有脂肪，CT扫描有助于本病与肾细胞癌的鉴别。

5.3.9　弥漫性肾脏疾病

【临床特点】

弥漫性肾脏疾病是多种原因造成的肾实质的广泛损害，如急性肾小球肾炎、慢性肾小球肾炎、糖尿病肾病等，临床表现多为不同程度的血尿、蛋白尿、高血压、水肿等。

【超声诊断】

轻度肾实质损害，超声声像图多无异常表现。随疾病发展，急性肾小球肾炎等急性肾病患者可出现肾实质增厚、回声增高，髓质增大、回声减低，肾形态饱满等表现；慢性肾病患者可出现肾轮廓变小、实质回声增高、皮质萎缩变薄等表现（图5-3-21）。超声引导下肾穿刺活检可以帮助明确肾实质损害病理类型，临床应用广泛。

【鉴别诊断】

① 肾发育不全：一侧肾轮廓较小，另一侧肾代偿增大，患肾及另一侧肾肾实质回声正常，皮、髓质结构显示清晰。而弥漫性肾脏疾病随病程不同，伴有不同程度肾实质回声改变。

② 淤血性肾大：肾轮廓增大，肾实质回声正常或减低，肾静脉、下腔静脉增宽，流速缓慢，尿常规检查无明显蛋白尿、血尿，可资鉴别。

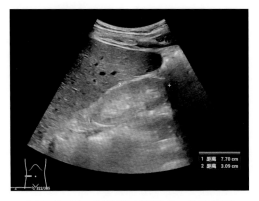

图5-3-21　慢性肾功能损害二维声像图

肾脏体积减小，大小约为77mm×31mm，实质回声弥漫性增高

5.4　常见输尿管良、恶性病变

5.4.1　输尿管结石

【临床特点】

输尿管结石约90%是由肾内结石排入输尿管的，最常见于中青年男性，男女患者之比约为4：1，结石容易停留在三个生理狭窄部位，60%～70%嵌顿于输尿管下1/3段，其次为肾盂输尿管移行处。

【超声表现】

① 输尿管内小团块或斑点状强回声，其后伴声影。

② 结石部位以上的肾盂或输尿管扩张。

③ CDFI：多数尿路结石出现快闪伪像，即结石表面出现的五彩镶嵌的血流信号。这对图像不典型、后方声影不显著的结石诊断颇为有用（图5-4-1）。

【特别提示】

输尿管结石可发生在输尿管的不同部位，因此应注意沿扩张输尿管的走行追踪扫查，应包括输尿管上、中、下段。经腹扫查显示不佳者，可补充经侧腰部、背部扫查。CDFI检查发现快闪伪像，有助于提高检出结石的敏感性。因超声检查容易受到肥胖、腹部胀气等的影响，如果临床症状高度怀疑结石，超声检查阴性时并不能除外结石诊断，应进一步结合腹部平片、逆行尿路造影等其他检查。

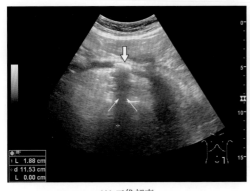
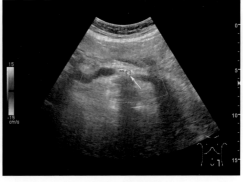

(A) 二维超声   (B) 彩色多普勒超声

图5-4-1 输尿管结石声像图

（A）输尿管增宽，内见强回声斑（▭▷），后方伴声影（━━）；（B）CDFI显示结石后方的快闪伪像（━━）

5.4.2 输尿管肿瘤

【临床特点】

输尿管肿瘤大多为恶性肿瘤，主要是移行细胞癌。原发者少见，多来自肾盂尿路上皮细胞癌的种植或转移。肿瘤多发生于输尿管中、下段，上段少见。肿瘤呈浸润生长，也可呈乳头状改变。好发于 40 ～ 70 岁中老年人，男女患者之比约为 3∶1，主要临床表现为血尿、腰腹部疼痛。

【超声表现】

声像图表现：输尿管不同程度扩张，管壁增厚僵硬，扩张管腔内可见乳头状凸起或实性低回声填充，肿物可沿输尿管生长，亦可突破输尿管管壁向周围组织浸润，输尿管连续性中断，病变部位以上输尿管、肾盂扩张（图 5-4-2）；输尿管下段肿瘤可突入膀胱腔内或与膀胱病变延续。

【鉴别诊断】

① 输尿管结石：部分输尿管结石透声好，声影不明显，似软组织肿块。鉴别时需仔细观察，结石与输尿管管壁分界清晰，彩超可见快闪伪像，输尿管肿瘤边界多不清晰，彩超无快闪伪像表现。

② 输尿管炎性肉芽肿：表现为输尿管管壁局限性增厚不均匀，单凭声像图很难鉴别，病史很重要，如果存在反复尿路感染病史，更倾向于炎性病变诊断。

③ 输尿管内血凝块：血凝块表现为输尿管内均匀的等回声或高回声团，无血流信号，与管壁分界清楚，输尿管管壁回声正常。常合并膀胱内类似回声的血凝块。

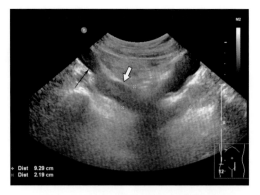

图5-4-2 输尿管肿瘤二维声像图

输尿管内可见低回声填充（⇨），范围约为93mm×22mm，梗阻部位以上输尿管呈扩张改变（➡）

④ 膀胱肿瘤：输尿管末端肿瘤突入膀胱内时与膀胱肿瘤难以鉴别。若肿瘤位于输尿管开口处且合并输尿管扩张，则更多考虑输尿管末端肿瘤。

5.4.3 输尿管囊肿

【临床特点】

输尿管囊肿是一种常见的先天性畸形，实为输尿管膀胱壁内段的囊性扩张。囊肿壁菲薄，外层为膀胱黏膜，内层为输尿管黏膜，中间为肌纤维和结缔组织。输尿管囊肿可随输尿管喷尿呈周期性增大与缩小。可单侧或双侧发病，多见于小儿，尤其多见于女童，男女比例为1:3。

【超声表现】

① 膀胱三角区输尿管口一侧或双侧出现椭圆形或圆形无回声暗区，壁光滑，透声好，实时观察可见此囊状结构呈周期性的增大、缩小改变。多切面扫查可见该囊肿与输尿管盆段连续。合并输尿管口狭窄者，可伴近段输尿管扩张或肾积水（图5-4-3）。

② 彩色多普勒超声：动态实时观察可见喷尿时红色尿流线自囊肿一侧喷出。

【鉴别诊断】

① 输尿管脱垂：表现为膀胱三角区输尿管口部乳头状突起，表面光滑，中间有切迹，无囊肿轮廓，实时观察可见喷尿，但肿物没有随喷尿增大、缩小的周期性变化。本病与输尿管过长或管壁过度收缩、管壁结构较为松弛有一定关系。

② 输尿管憩室：输尿管憩室也可呈囊性表现，多发生在输尿管与膀胱交界处，囊性肿物不突入膀胱腔，而位于膀胱外输尿管的一侧，输尿管囊肿位于膀胱三角区输尿管口并有周期性大小改变。

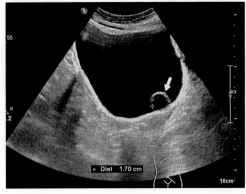
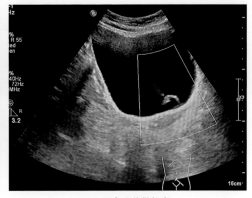

(A) 二维超声　　　　　　　　　　　　　　　(B) 彩色多普勒超声

图5-4-3　输尿管囊肿声像图

（A）示膀胱三角区的圆形无回声暗区（ ⇨ ），表面光滑，随喷尿可以有周期性大小变化；（B）示喷尿时，可见囊肿一侧的红色尿流线

　　③ 膀胱憩室：膀胱憩室表现为膀胱两侧或后方的无回声暗区，实为膀胱壁因局部薄弱而向外突出，仔细观察憩室与膀胱壁相连通，无周期性增大、缩小，一般不难鉴别。

（燕翠菊）

第6章

膀胱及前列腺超声检查

6.1 膀胱及前列腺超声检查方法

【患者准备】

① 膀胱：经腹部超声检查需要在患者膀胱充盈充分的状态下进行，因此，检查前让患者饮水约 500mL 以充盈膀胱。

② 前列腺：经腹部超声检查，患者需充盈膀胱。经直肠超声检查，检查前嘱患者排大便，必要时清洁灌肠。

【仪器调节】

① 经腹部膀胱超声检查：采用实时超声诊断仪，首选凸阵探头，扇形探头、线阵探头亦可，频率 3.5 ～ 5MHz，儿童可以选用 5 ～ 7MHz。膀胱前壁、后壁图像容易受伪像干扰，可调整灵敏度时间控制（STC）曲线，或采用组织谐波成像（THI）技术。为了仔细辨认膀胱前壁有无肿物及有无血流信号，可采用 7 ～ 14MHz 高频探头。

② 经腹前列腺超声检查：应选用高分辨率彩色多普勒诊断仪，扫查选用凸阵探头，一般扫查频率为 3 ～ 5MHz。经直肠前列腺超声检查，使用直肠腔内探头，频率 5 ～ 9MHz，CDFI 显像宜采用低速血流设置。

【扫查方法及要点】

（1）膀胱　检查时取仰卧位，一般采用下腹部耻骨联合上方途径，横切面和纵切面结合，力求全面不遗漏。

① 膀胱横切面：探头横置于下腹部，由上向下扫查，可以清晰显示膀胱顶部至尿道内口的膀胱全貌。

② 膀胱纵切面：横向置于下腹部的探头顺时针方向旋转 90°，即可显示膀胱纵切面声像图，向左右水平移动，即可观察到膀胱的左右侧壁。

③ 输尿管的确认：膀胱后壁稍隆起处就是左、右膀胱黏膜下输尿管和

输尿管口部分。把纵切面扫查的探头逆时针方向转动至 10 点钟方向处，即可显示出右侧输尿管至输尿管口处。然后再把探头顺时针方向转动至 2 点钟方向处，即可显示出左侧输尿管至输尿管口处。

（2）前列腺　患者取仰卧位。

① 经腹部超声检查

a.横切面扫查：把探头横向放置于下腹部耻骨联合上，同时把探头略用力向下侧倾斜扫查，经膀胱观察前列腺。一定要在左右精囊横切面位置至前列腺难以显示之间仔细扇扫，认真观察整个前列腺。

b.纵切面扫查：置于下腹部的探头向顺时针方向转 90°，同时略用力向下压探头头侧扫查，更容易清晰显示前列腺。

c.确认精囊：纵切面扫查的探头逆时针方向转动至 10 点钟位置时，即可显示右侧精囊的纵切面声像图。然后将探头顺时针方向转动至 2 点钟位置，即可显示左侧精囊纵切面声像图。

② 经直肠超声检查：患者取左侧卧位，屈胯屈膝，检查时探头涂耦合剂外套橡胶套，再涂耦合剂，徐缓插入直肠内。经直肠超声较经腹部超声能更清晰地显示前列腺的边缘及内部结构。

6.2　正常膀胱及前列腺的超声图像及测量方法

【正常解剖及超声图像】

膀胱是具有储存尿液兼排尿功能的囊性肌肉器官，位于骨盆底部。膀胱在解剖上可分为尖、顶、体、颈、底五部分（图 6-2-1）。膀胱底部或者顶部在上，被腹膜覆盖。膀胱底部的腹膜后方，在男性有直肠膀胱陷凹，女性有膀胱子宫陷凹。膀胱属于腹膜外器官。超声表现为：膀胱充盈时，其内为透声良好的尿液无回声区，横切面呈圆形或椭圆形，图像上方为膀胱的前壁，下方为后壁或三角区，也是两侧输尿管开口处，右方为左侧壁，左方为右侧壁。而膀胱在纵切面呈圆钝的三角形，图像上方为膀胱的前壁，下方为后壁，右下方为三角区，正右方为膀胱颈部，该部有一开口为尿道内口，左上方为顶部。

膀胱壁厚度因充盈程度不同而变化较大。其内面为黏膜与尿液形成的界面高回声，外面为膀胱表面与周围组织界面形成的高回声；中间为肌层形成的低回声。

女性膀胱壁与子宫、附件相邻，男性膀胱壁与前列腺、精囊相邻。

前列腺为腺体和纤维肌肉基质组成的腺、肌混合性器官，位于膀胱颈部下方。其外形呈前后略扁平，前面隆起，后面平坦，形似栗子。上端宽大，为前列腺底，朝向后上方，邻接膀胱颈，在近前缘处有尿道穿入；下端变窄，为前列腺尖，朝向前下方。底部与尖部之间为前列腺体。根据 McNeal 提出的前列腺解剖分区将其划分为中央区、

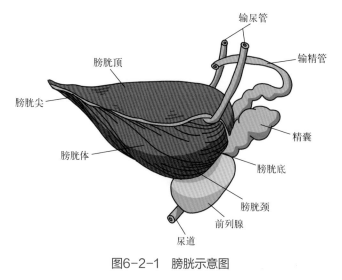

图6-2-1　膀胱示意图

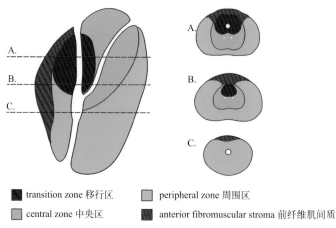

■ transition zone 移行区　　■ peripheral zone 周围区

■ central zone 中央区　　■ anterior fibromuscular stroma 前纤维肌间质

图6-2-2　前列腺分区解剖示意图

周围区、移行区及前纤维肌间质部（图6-2-2）。按前列腺的腺体组织对性激素的敏感性分为内腺和外腺两组带区。内腺是前列腺增生的好发部位，而外腺是前列腺癌的好发部位。内腺包括移行区和尿道周围组织，外腺包括周围区和中央区。经直肠指诊时，经直肠前壁可触及前列腺。

（1）经腹部超声检查

① 前列腺横切面：前方及尿道周围分别为前纤维肌间质部、中央区及移行区，后方及后外侧为周围区。

② 前列腺纵切面：前上方及尿道周围分别为前纤维肌间质部、中央区及移行区，后下方为周围区。

（2）经直肠超声检查　此途径扫查显示分区解剖更为清楚。尿道周围组织包绕近段前列腺周围，为一薄层。

移行区（TZ）：位于精阜上方的近前列腺尿道周围组织。

中央区（CZ）：位于精阜平面以上，近段前列腺尿道的后方，两侧射精管之间，射精管通入中央区。

周围区（PZ）：主要位于前列腺的后下侧，包绕前列腺的后面及两侧，上起前列腺底部后缘，下至前列腺尖部，为前列腺癌的好发部位。

【断面显示】

见图6-2-3～图6-2-7。

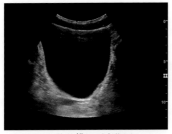 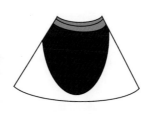 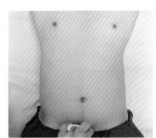

(A) 膀胱横切面声像图　　　　　(B) 膀胱横切面示意图　　　　　(C) 膀胱横切面扫查体位图

图6-2-3　膀胱横切面扫查

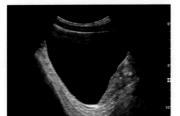 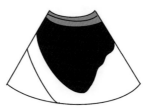 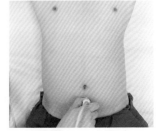

(A) 膀胱纵切面声像图　　　　　(B) 膀胱纵切面示意图　　　　　(C) 膀胱纵切面扫查体位图

图6-2-4　膀胱纵切面扫查

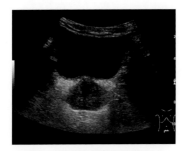 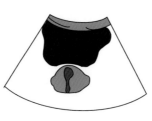 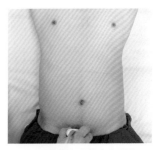

(A) 经腹部超声检查前列腺　　　(B) 经腹部超声检查前列腺　　　(C) 经腹部超声检查前列腺
　　横切面声像图　　　　　　　　横切面示意图　　　　　　　　横切面扫查体位图

图6-2-5　经腹部超声检查前列腺横切面

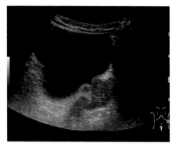

(A) 经腹部超声检查前列腺
纵切面声像图

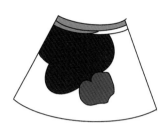

(B) 经腹部超声检查前列腺
纵切面示意图

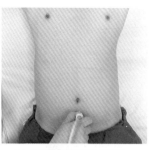

(C) 经腹部超声检查前列腺
纵切面扫查体位图

图6-2-6 经腹部超声检查前列腺纵切面

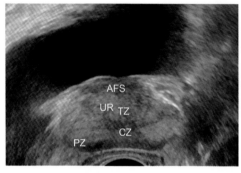

(A) 正常前列腺最大横切面（经直肠超声）

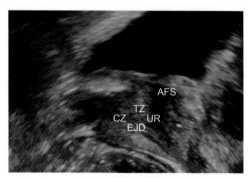

(B) 正常前列腺正中矢状切面（经直肠超声）

图6-2-7 经直肠超声正常前列腺最大横切面与正中矢状切面

UR—尿道；PZ—周围区；EJD—射精管；TZ—移行区；CZ—中央区；AFS—前纤维肌间质

【测量方法及正常参考值】

① 膀胱容量的测量：膀胱容量是借助排尿后不久的残余尿量来测定。测量残余尿量时，在膀胱内腔横切面上测量左右径（A）和前后径（B），在膀胱纵切面上测量上下径（C），然后通过下面的椭圆形体积公式计算容量。$V(\text{mL}) = \dfrac{\pi}{6}ABC$（图6-2-8）。

正常人排尿后残余尿量少于 10mL，残余尿量多于 30mL 则提示病理状态；大于 50mL，则提示下尿路梗阻。

② 前列腺的测量：前列腺横切面测量横径，纵切面测量上下径及前后径（图6-2-9）。

前列腺大小随年龄和性腺的发育而增长，成人男性前列腺上下径 3.0 ～ 4.0cm，横径 4.0 ～ 4.5cm，前后径 2.5 ～ 3.0cm。

【断面显示】

见图 6-2-8、图 6-2-9。

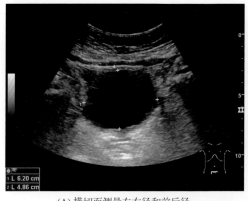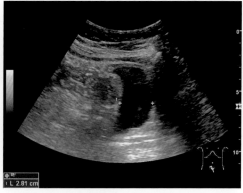

(A) 横切面测量左右径和前后径   (B) 纵切面测量上下径

图6-2-8　膀胱容积测量方法

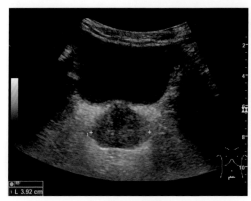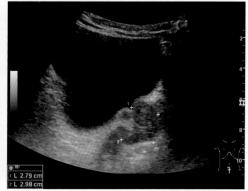

(A) 横切面测量横径   (B) 纵切面测量上下径及前后径

图6-2-9　前列腺测量方法

6.3　常见膀胱良、恶性病变

6.3.1　膀胱结石

【临床特点】

膀胱结石分为原发性膀胱结石和继发性膀胱结石。原发性膀胱结石指在膀胱内形成的结石；继发性膀胱结石指来源于上尿路或继发于下尿路梗阻、感染、膀胱异物或神经源性膀胱等而形成的结石。结石有尿酸盐结石、磷酸盐结石和草酸盐结石等，以混合性结石为多。临床常有尿路刺激症状和血尿、排尿困难等症状。

【超声表现】

① 膀胱腔内团状强回声，后方伴声影（图6-3-1）。

② 强回声随体位改变而移动。

③ 合并感染者，膀胱壁局限性增厚，表面粗糙。

④ CDFI 显示结石所产生的闪烁伪像。

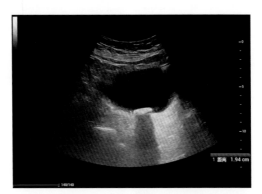

图6-3-1　膀胱结石声像图

膀胱内可见一个强回声团，后方伴声影

【鉴别诊断】

有时膀胱结石应与伴有明显钙化的膀胱肿瘤相鉴别：后者可显示病变内部软组织低、高或等回声和血流信号，以及回声不随体位改变而移动的特点；膀胱结石为团状强回声，且随体位改变而移动。

【特别提示】

超声检查对 3mm 以上的膀胱结石几乎都能显示，故被公认为是诊断膀胱结石的首选方法。3mm 以下的细小结石可以自行排出，无须临床处理。

6.3.2　腺性膀胱炎

【临床特点】

腺性膀胱炎（cystitis glandularis，CG）又称囊性膀胱炎，是一种膀胱黏膜上皮增生、腺性化生性病变。其发病与下尿路梗阻、泌尿系统慢性感染、泌尿结石、留置导尿管等慢性刺激，以及雌激素水平下降、精神因素、变态反应等因素有关。泌尿系统慢性感染被认为是主要诱因。常见症状为尿频、尿急、尿痛、肉眼血尿及下腹部隐痛。

【超声表现】

病变部位以膀胱三角区多见，亦可连接成片，累及部分甚至整个膀胱。其超声表现可分 3 种类型。

① 结节型：膀胱三角区局限性增厚，呈结节状增生，边界清晰、表面光滑，基底宽大，部分较大结节内可见小囊状改变，周围膀胱壁回声及厚度正常（图6-3-2）。

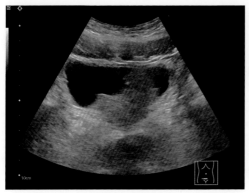

(A) 二维超声　　　　　　　　　　　　(B) 彩色多普勒超声

图6-3-2　腺性膀胱炎声像图（结节型）

患者，男性，41岁。（A）膀胱三角区见中等回声肿物，形态不规则，表面光滑，内回声不均，可见小灶性无回声区；（B）示内部未见增多血流信号

② 乳头型：病变呈息肉状或乳头状增生，突入膀胱腔内，基底窄小，震动腹壁则有飘动感，回声较强，边界清晰，周围膀胱壁回声正常（图6-3-3）。

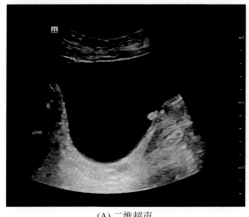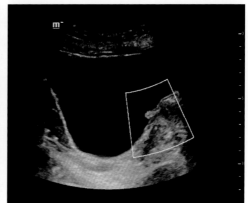

(A) 二维超声　　　　　　　　　　　　(B) 彩色多普勒超声

图6-3-3　腺性膀胱炎（乳头型）声像图

（A）尿道口可见乳头状突起突入膀胱腔内，大小约8mm×6mm，回声较强；（B）内部未见明确血流信号

③ 弥漫增厚型：膀胱壁呈弥漫性增生，病变可累及膀胱壁一部分或全部，膀胱壁增厚可仅数毫米，也可达几厘米。

【鉴别诊断】

结节型腺性膀胱炎的声像图酷似膀胱肿瘤，区别为前者病变仅限于黏膜层，而后者多可侵犯肌层、内部有血流信号。

【特别提示】

腺性膀胱炎的二维超声缺乏特异性，应与膀胱肿瘤鉴别，CDFI 所示血流信号有利于两者鉴别。弥漫增厚型腺性膀胱炎与慢性膀胱炎等其他疾病所造成的膀胱壁增厚很难鉴别，最后确诊有赖于病理活检。

6.3.3　膀胱血凝块

【临床特点】

血凝块可继发于创伤、出血性疾病、感染、肿瘤或原发性肾性血尿，通常在超声检查时根据病史或临床体征来判断。

【超声表现】

血凝块通常表现为不规则形状的高回声不伴声影的团块，沉积在膀胱腔的重力侧。CDFI 探及不到血流信号（图 6-3-4）。

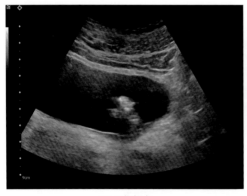
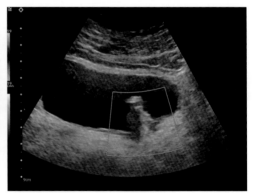

(A) 二维超声　　　　　　　　　　　(B) 彩色多普勒超声

图6-3-4　膀胱血凝块声像图

（A）示膀胱后壁见不规则不均质高回声灶，大小约30mm×18mm；（B）示未见明确血流信号

【鉴别诊断】

如果血凝块较大或附着于膀胱壁上，可表现为低回声，其运动性较差，可能被误认为是内壁上的肿块。病灶内部无血供是诊断血凝块的关键，有时需要进一步增强影像学检查来确定。

【特别提示】

血凝块通常在扫查中沉积在膀胱腔的重力侧。如果有足够多的尿液，使用探头快速搅动膀胱会暂时使较小的血凝块和沉淀物重新悬浮。此现象在壁性肿块或较大的尿路结石病例中观察不到。

6.3.4 膀胱憩室

【临床特点】

膀胱憩室（bladder diverticula）是由于膀胱壁局限性薄弱或膀胱内压上升使膀胱壁局部向外膨出而形成。分先天性和后天性。先天性膀胱憩室与膀胱肌纤维排列异常有关，后天性膀胱憩室常与下尿路梗阻有关。若无并发症，膀胱憩室无特殊症状。憩室内可以形成结石、憩室炎及恶性肿瘤。

【超声表现】

膀胱壁向外突出而形成的囊带状结构，与膀胱内无回声区相通，排尿后可缩小，其内可伴发结石或肿瘤性病变（图6-3-5）。

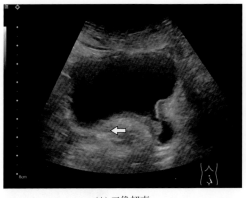
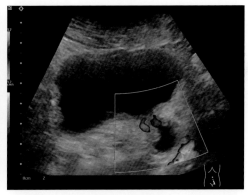

(A) 二维超声　　　　　　　　　　　　　　(B) 彩色多普勒超声

图6-3-5　膀胱憩室合并膀胱癌声像图

（A）示膀胱后壁局部向外膨出，呈囊袋样结构（⇨），其膨出的膀胱壁上可见实性中等回声灶；（B）可见点条状血流信号。病理：膀胱憩室并膀胱癌

【鉴别诊断】

膀胱憩室主要应与膀胱周围囊性肿块和输尿管囊肿鉴别。膀胱憩室与膀胱相通，但与膀胱不同，其大小不随膀胱充盈度改变而发生变化；膀胱周围囊性肿块，发生在膀胱外面，不与膀胱相通；输尿管囊肿发生在输尿管口，囊肿在膀胱内，有节律性舒缩的特点。

【特别提示】

膀胱充盈欠佳时，由于膀胱壁较厚，容易误诊为膀胱炎或膀胱癌。因此，一定要在膀胱充分充盈状态下进行超声检查。

6.3.5　膀胱癌

【临床特点】

膀胱癌（bladder cancer）是指发生在膀胱黏膜上皮的恶性肿瘤，是泌尿系统最常见的恶性肿瘤，也是全身十大常见肿瘤之一。高发年龄为 50 ~ 70 岁，男性膀胱癌发病率为女性的 3 ~ 4 倍。90% 以上的膀胱癌都是尿路上皮癌，鳞状细胞癌、腺癌、未分化癌等少见。临床表现为无痛性、间歇性、肉眼全程血尿，有时也可为镜下血尿。膀胱癌分为非浸润性和浸润性两型。非浸润性者预后较好，但复发率高，而浸润性者浸润于周围组织时则预后不良。

【超声表现】

① 膀胱壁上乳头状、菜花状或结节状实性回声，以膀胱三角区多见，向膀胱腔内突起，带蒂或者宽基底，部分肿瘤表面还可见尿盐沉积而形成的强回声（图6-3-6）。

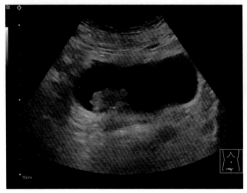 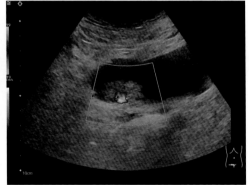

(A) 二维超声　　　　　　　　　　　　(B) 彩色多普勒超声

图6-3-6　膀胱癌声像图

（A）示膀胱后壁见菜花状稍高回声肿物，大小约30mm×18mm，基底窄，表面不光滑，可见强回声斑；（B）示基底条状血流信号

② 肿瘤与膀胱壁分界不清，瘤体处膀胱壁回声模糊，连续性中断，甚至浸润到周围组织（图 6-3-7）。

③ 膀胱癌晚期膀胱壁显著增厚，内腔近于闭塞（图 6-3-8）。

④ 彩色多普勒超声显示肿瘤内部有血流信号。

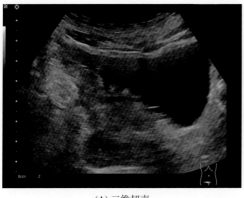

| (A) 二维超声 | (B) 彩色多普勒超声 |

图6-3-7　膀胱癌侵犯膀胱外组织声像图

（A）膀胱三角区见不规则低回声肿物，大小约58mm×26mm，宽基底，病灶处膀胱壁肌层、外膜层连续性中断，病灶累及前列腺组织；（B）病灶内可见丰富血流信号

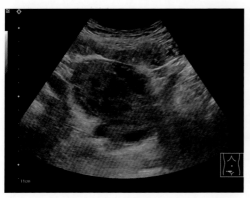
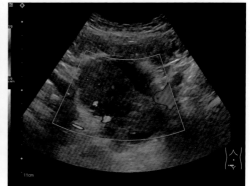

| (A) 二维超声 | (B) 彩色多普勒超声 |

图6-3-8　晚期膀胱癌声像图

（A）膀胱内见巨大实性等-稍低回声肿物，大小约75mm×38mm，几乎占据整个膀胱腔，内腔近于闭塞；（B）病灶内可见较丰富血流信号

【鉴别诊断】

① 前列腺增生：前列腺增生致基底部突入膀胱腔内时，其声像图表现酷似膀胱癌，可从有较长时间的排尿困难病史，突入的结节表面光滑、边缘规整，内部回声均匀，以及结节与前列腺相延续的特征等与膀胱癌相鉴别（图6-3-9）。

② 腺性膀胱炎：结节型腺性膀胱炎表现为膀胱壁上绒毛状或半圆形小丘状回声，类似于膀胱癌的声像图变现，可从病变表面光滑、内部回声偏高、与膀胱壁分界清楚、无浸润等征象与膀胱癌相鉴别。

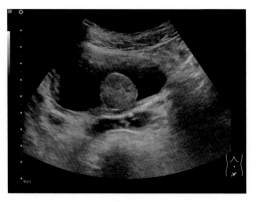

图6-3-9　前列腺增生二维声像图

膀胱三角区见类圆形中等回声结节，大小约25mm×27mm，突入膀胱腔内，表面光滑，边缘规整，内部回声尚均匀

③ 膀胱血凝块：膀胱血凝块表现为膀胱腔内不规则团块状、絮状或条带状高回声，与膀胱壁分界清楚，病变随体位改变而移动，内部无血流信号等。而膀胱癌为膀胱壁隆起性病变，与膀胱壁分界不清，内部可有血流信号。

【特别提示】

对于直径＞0.5cm的膀胱肿瘤，超声检出率高达90%，并能了解肿瘤内部结构及大致侵犯程度。采用高频探头线阵或腔内探头，能够比经腹部超声更好地评估肿瘤对膀胱壁层的侵犯情况。对于很小的病变和位置隐蔽者，普通超声检查容易漏诊，确诊有赖于膀胱镜检查。至于肿瘤性质的确诊，仍应以膀胱镜检查并取组织做活检为准。

6.4　常见前列腺良、恶性病变

6.4.1　前列腺囊肿

【临床特点】

前列腺囊肿分为先天性和后天性两种。先天性前列腺囊肿为发生于前列腺的因米勒管残留而形成的囊肿。后天性囊肿是由于前列腺腺泡梗阻，分泌物潴留所致。小囊肿可引起会阴部胀痛，较大囊肿可引起尿频、尿急、排尿不畅、残余尿等尿路梗阻症状。

【超声表现】

超声表现为前列腺内圆形或椭圆形囊性无回声区，壁薄而光滑，后方回声增强。

囊肿常为孤立性病灶。囊肿较大时，前列腺形态可发生改变，局部可有隆起，但包膜连续性好。囊肿突入膀胱时，可造成膀胱颈部和后下方的膀胱壁向内凹陷的错觉（图6-4-1）。

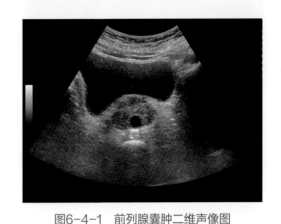

图6-4-1　前列腺囊肿二维声像图

前列腺内见类圆形无回声灶，大小约10mm×8mm，后方回声增强

【鉴别诊断】

① 精囊囊肿：多切面扫查可见囊肿位于前列腺基底部上方的一侧，膀胱之后方，与前列腺有较厚的前列腺包膜相隔。

② 射精管囊肿：位于前列腺基底部后方的前列腺内，呈椭圆形，长轴与前列腺长轴平行，向下延伸至精阜。

【特别提示】

射精管囊肿或扩张与精囊、输精管和尿道相通，有时很难与前列腺囊肿鉴别，不可轻易进行硬化治疗。

6.4.2　前列腺结石

【临床特点】

前列腺结石是位于前列腺腺管或腺泡中的结石。多见于中老年男性，与前列腺炎症、增生、腺液潴留等因素有关。多数前列腺结石患者本身无特殊症状，通常无重要临床意义，如合并感染，可出现前列腺炎等症状。

【超声表现】

超声表现为前列腺内强回声，可伴或不伴声影。多见于内腺与外腺交接区或沿尿道分布，其中以内腺后缘最为多见（图6-4-2）。

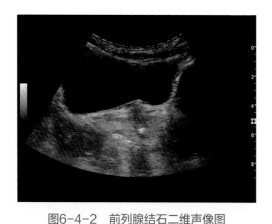

图6-4-2　前列腺结石二维声像图

前列腺内腺见强回声斑，直径约4mm，后方回声无明显变化

【鉴别诊断】

① 前列腺钙化：理论上位于前列腺腺管内的强回声为结石，位于间质内的为钙化灶，但由于超声难以具体区分其来源，故在超声上不必细致区分两者。

② 后尿道结石：直径多在 5mm 左右，纵切面扫查可见结石位于后尿道之内。结合后尿道结石患者尿路结石病史、排尿时尿流突然中断、局部疼痛等症状和体征，不难与前列腺结合鉴别。

【特别提示】

如果前列腺内探及散在分布的小结石，不除外前列腺癌，需要进一步检查。

6.4.3　良性前列腺增生

【临床特点】

良性前列腺增生简称前列腺增生。本病发病年龄多在 50 岁以上，是老年人最常见的前列腺疾病。病理组织学上为良性前列腺腺体和间质不同程度增生。多发生在内腺的移行区和尿道周围区。尿频、排尿困难和尿潴留是前列腺增生症的主要表现。当出现感染、结石、肾积水或肾功能损害时，即出现相应的症状和体征。

【超声表现】

① 前列腺体积增大：形态变圆，以前后径增大为著，基底部可凸向膀胱腔内（图6-4-3）。腺体对称 / 不对称性增大，以移行区增大为主，明显增大者压迫中央区。外周区变薄。移行区回声不均，可见结节样改变，此类结节呈低回声、高回声或等回声，边界多清楚。增生的腺体腺管扩张，呈蜂窝状改变。尿道前列腺部因受压而变扭曲。

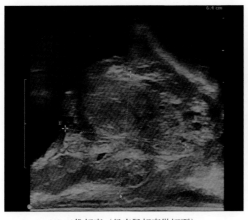
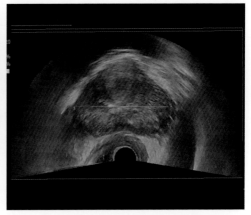

(A) 二维超声（经直肠超声纵切面） (B) 三维超声（经直肠超声三维重建后）

图6-4-3 前列腺增生

前列腺体积增大，大小约47mm×41mm×37mm，内腺区呈结节状改变，向膀胱腔内突出

② 前列腺实质内，特别是移行区与外周区之间可见点状或斑状强回声，呈弧形排列。因腺体退行性改变，其内可见多发小的囊性回声。

③ 膀胱继发性改变：因前列腺增生造成下尿路梗阻，导致膀胱壁增厚，小梁、小房形成，残余尿量增多，甚至尿潴留。

【鉴别诊断】

① 前列腺癌：前列腺癌绝大多数位于外周区，呈局限性外凸，导致前列腺外形不规则。前列腺癌向移行区侵犯时，导致移行区与外周区分界不清楚。病灶多为低回声，内部回声不均匀，CDFI 显示病变区域异常增多血流信号。精囊、直肠或膀胱常被侵犯。

② 膀胱癌：向膀胱腔内凸入的前列腺增生结节影像上类似于膀胱癌。声像图上膀胱癌病灶与前列腺分界清楚，表面不光滑，CDFI 显示病灶内有一供血血管。

③ 前列腺炎：前列腺炎多数声像学特征不明显，典型急性前列腺炎声像图通常表现为实质回声不均匀，可出现片状低回声区，血流信号较丰富。此外，还需要结合临床症状、是否存在局部触痛等方面进行鉴别。

【特别提示】

① 前列腺增生根据其增生的部位不同，其形状也不相同，因此也可有左右非对称性增生。

② 前列腺增生引起膀胱流出道闭塞时，膀胱内压力上升，输尿管内压力也上升，可导致肾盂扩张。

6.4.4　前列腺癌

【临床特点】

前列腺癌的发病率随年龄增长而升高，大多数60岁以后发病。不同于前列腺增生，前列腺癌发生于周围区的超过70%，发生于移行区的为20%，发生于中央区的为10%。大多为腺癌，罕见鳞状上皮癌和移行上皮癌。病变浸润时多贯穿前列腺被膜而累及精囊。常发生骨转移，也可转移至肺、肝等。血清前列腺特异性抗原（PSA）是前列腺癌检测指标，10ng/mL以上即怀疑前列腺癌。

【超声表现】

① 前列腺呈左右非对称性增大。

② 前列腺内部回声不均匀的低回声区（注意观察周围区域的局限性低回声区）。

③ 低回声区血流信号明显增加。

④ 接近低回声区的前列腺被膜回声不规则，部分可见中断。

⑤ 病变可累及精囊、膀胱等周围组织器官。

⑥ 前列腺内部可见点状、斑状、团状不规则强回声，多呈弥漫性分布（图6-4-4）。

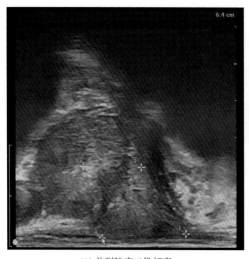 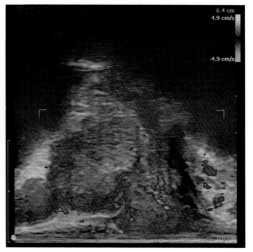

(A) 前列腺癌二维超声　　　　　　　　(B) 前列腺癌彩色多普勒超声

图6-4-4　前列腺癌声像图

（A）示前列腺不对称性增大，包膜不光滑，外周带见低回声肿物，大小约36mm×22mm，累及直肠、精囊腺；（B）病灶见丰富血流信号

【鉴别诊断】

前列腺癌需与前列腺增生鉴别，详见表6-4-1。

表6-4-1 前列腺癌与前列腺增生的鉴别

项目	前列腺增生	前列腺癌
病变部位	移行区多见	周围区多见
对称性	多数对称/不对称	多数不对称
包膜	完整、光滑	有中断、不光滑
病变回声	低回声/高回声/等回声	多为低回声结节
结石	常为弧形排列	多在病变处聚集
侵及邻近组织	无	向精囊及膀胱浸润

【特别提示】

经直肠超声敏感性比直肠指检高，但是不可高估超声在诊断前列腺疾病，特别是前列腺癌中的作用。超声并不适合前列腺癌人群普查。普查前列腺癌的首选方法应当是具有很高敏感性的前列腺特异性抗原（PSA）测定和直肠指诊检查。对于PSA增高、指诊发现可疑病变以及经直肠超声发现的可疑病变，最可靠的确诊方法是经直肠超声引导穿刺组织学活检。

（韩　竞）

第7章

消化道超声检查

7.1 消化道超声检查方法

【患者准备】

① 肠道准备：为避免食物碎屑及残渣干扰，患者通常空腹 6h 后行清洁灌肠，或口服轻泻药，直至排空肠道。

② 体位准备：经直肠超声检查时患者采取左侧卧位，臀部下方铺有清洁垫巾，下肢髋及膝关节屈曲，或右髋及右膝屈曲而左下肢微屈曲。经腹部超声检查时患者常规采取平卧位、左侧卧位及右侧卧位。

【仪器调节】

经直肠超声检查需选用彩色多普勒超声仪，需配备经直肠探头（推荐12MHz 高频探头）或采用三维超声成像；经腹部超声检查选用彩色多普勒超声仪，需配备腹部凸阵及高频线阵探头（5.0 ～ 12MHz）。

【扫查方法及要点】

（1）经直肠超声检查

① 检查者首先佩戴手套，对患者行肛门指检，了解肛门有无狭窄及病变深度、方位、质地、大小、活动度等，并可松弛肛门，减少腔内探头入肛难度。

② 直肠指诊后，如选择灌注法排除气体干扰，需使用一次性灌肠器将 50 ～ 100mL 温热耦合剂注入直肠腔内或通过肛门持续滴注胃肠造影剂，待气体排出后，腔内探头外包探头套并涂抹润滑剂，行经直肠检查。如选择注射水囊法则需将超声探头水囊安装固定并做好准备措施，将探头放入病灶处，缓慢注射生理盐水，直至水囊鼓起，图像

清晰。

③ 探头通过肛门时需轻柔操作，避免疼痛不适，并缓慢进入直肠，注意肠道弯曲角度以及病灶所在肠壁方向，直到完整显示病灶。如配有双平面等超声探头，可采用双平面切换，从横切面及纵切面观察病灶。如配有三维经直肠超声探头，可通过内置三维自动机动系统，将病变定位在最大直径位置后，在感兴趣区域开始进行三维体积数据采集。注意采集图像时保持探头稳定。

（2）经腹部超声检查　患者常规采取平卧位、左侧卧位及右侧卧位，术者行动态连续多切面（长轴切面、短轴切面及斜冠状切面）扫描，依次检查胃贲门、胃底、胃体、胃角、胃窦、幽门及十二指肠球部、降部、水平部、升部；对于部分胃下垂患者可补充站立位或半坐位检查。对于结肠检查，检查顺序一般从升结肠开始，按照升结肠、横结肠、降结肠、乙状结肠及小肠顺序进行。

7.2　正常消化道的超声图像及测量方法

【正常解剖及超声图像】

（1）直肠（图 7-2-1）

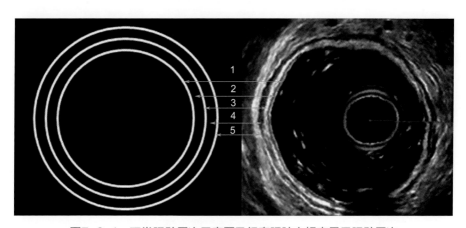

图7-2-1　正常肠壁层次示意图及经直肠腔内超声显示肠壁层次

正常肠壁显示5层结构（由内而外）：第1层，高回声——肠腔黏膜表层与探头之间的界面；第2层，低回声——黏膜层和黏膜肌层；第3层，高回声——黏膜下层；第4层，低回声——固有肌层；第5层，高回声——浆膜层或肌层与肠周脂肪层的界面

（2）胃（图 7-2-2）

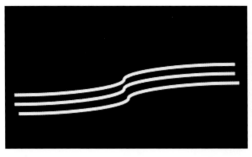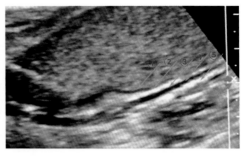

图7-2-2　正常胃壁示意图与超声显示胃壁层次

正常胃壁显示 5 层结构，呈"三高两低"：①高回声（黏膜和胃腔充盈后界面回声）；②低回声（黏膜层和黏膜肌层）；③高回声（黏膜下层）；④低回声（固有肌层）；⑤高回声（浆膜层）

【病变测量及记录方法】

（1）直肠超声检查过程中发现病变，需测量及记录以下信息。

① 病变下缘距肛缘距离（mm）、方位［以前列腺的尿道或阴道腔作为截石位的中点（12 点），采用钟点法记录方位］；病变占据肠周径的比例、病变大小、浸润肠壁深度及层次、与直肠系膜筋膜边缘距离（mm）。彩超可显示病变血流情况。

② 直肠系膜内淋巴结大小及数目、血流。

③ 肿瘤与周边脏器关系：如膀胱、前列腺、精囊腺、子宫、阴道等；对于下段直肠肿瘤则需观察有无侵犯肛管内、外括约肌及肛提肌，对于上段直肠肿瘤则需观察有无侵犯腹膜反折。

（2）胃超声检查过程中发现病变，需在短轴切面和长轴切面上分别测量病变的厚度及范围，即病变的上下径、前后径及左右径。

7.3　常见消化道良、恶性病变

7.3.1　肠梗阻

【临床特点】

肠梗阻为外科常见的急腹症之一，即肠内容物不能正常顺利通过肠道，按病因可分为机械性肠梗阻、动力性肠梗阻和血运性肠梗阻三类。机械性肠梗阻是因肠腔狭窄肠内容物不能通过而致；动力性肠梗阻是因肠壁肌肉运动功能失调而致的麻痹性或痉挛性肠梗阻；血运性肠梗阻为肠系膜血液循环障碍（肠系膜血管血栓或栓塞）所致。通常具有以下临床特征：阵发性肠绞痛，高位性肠梗阻患者频繁呕吐胃内容物，低位性肠梗阻患者呕吐发生时间晚，为粪样呕吐物。完全性肠梗阻无排气、排便，腹胀明显。

【超声表现】

①肠腔扩张，小肠内径多＞3cm，结肠内径多＞5cm，肠腔内充盈大量液体。肠袢纵切面黏膜皱襞清晰，可伴有水肿增厚，表现为琴键征或鱼刺征（图7-3-1）。

②注意扫描有无狭窄处，并判断梗阻位置，以及肠蠕动幅度。

③可选用彩色多普勒或能量多普勒评估肠壁血供。

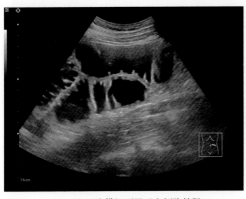 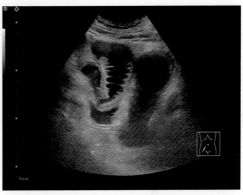

(A) 左下腹横切面显示左侧降结肠　　　　(B) 右下腹纵切面显示右侧升结肠

图7-3-1　肠梗阻声像图

男，57岁，手术后出现腹部膨胀，无大便2天。超声示肠腔内充盈大量液性暗区。肠袢纵切面示黏膜皱襞清晰，可伴有水肿增厚，表现为"琴键"征或"鱼刺"征

【鉴别诊断】

肠梗阻为多种疾病的继发改变，在诊断梗阻的同时，需注意评估原发疾病。

克罗恩病是贯穿肠壁全层的慢性炎症性改变，病变可累及全消化道，最常发生在回肠末端和右半结肠（包括盲肠、升结肠和横结肠右半部），病变呈节段性分布，表现为肠壁全层增厚、血流信号增加，很少出现琴键征或鱼刺征。同时易合并瘘管、腹腔脓肿、肠道狭窄及梗阻、肛周病变等并发症。肠腔若发生梗阻，梗阻以上肠管可能有积液或出现梗阻特征。

【特别提示】

肠梗阻为多种疾病的继发改变，在诊断梗阻的同时，需注意原发疾病的评估。

7.3.2　肠套叠

【临床特点】

肠套叠是指一段肠管套入与其相连的肠腔内，并导致肠内容物通过障碍。有原发性和继发性两类。原发性肠套叠一般发生于婴幼儿及儿童；继发性肠套叠为成人肠套叠，80%为器质性病变，可继发于肠炎、肠壁血肿、急腹症术后、梅克尔憩室等。临床常伴腹痛、呕吐、腹部肿块、便血等症状，疾病开始后8～12h的果酱色血便是本病特征。

【超声表现】

① 同心圆征：在其横切面上呈大环套小环的特征，即同心圆征 [图 7-3-2（A）]。

② 套筒征：在纵切面上呈"套筒征"[图 7-3-2（B）]。

③ 还应该观察套管内有无肿大淋巴结、息肉、肠重复畸形、梅克尔憩室等引起肠套叠的继发因素。观察近端肠管的扩张情况，明确肠壁水肿的严重程度及肠间隙渗出液体的清亮程度，告知是否有肠穿孔的可能，为临床选择合适的治疗方案提供重要的参考。

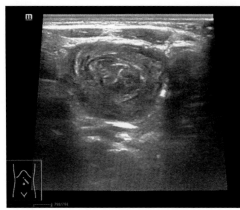

(A) 肠套叠横切面　　　　　　　　　　　　　　　(B) 肠套叠纵切面

图7-3-2　肠套叠二维声像图

（A）在肠管横切面上呈大环套小环的特征，即同心圆征；　（B）显示"套筒征"，一段肠管套入与其相连的肠腔内

【鉴别诊断】

① 克罗恩病：克罗恩病是贯穿肠壁全层的慢性炎症性改变，病变可累及全消化道，最常发生在回肠末端和右半结肠（包括盲肠、升结肠和横结肠右半部），病变呈节段性分布，表现为肠壁全层增厚、血流信号增加，无同心圆征与套管征，同时易合并瘘管、腹腔脓肿、肠道狭窄及梗阻、肛周病变等并发症，可与肠套叠鉴别。

② 肠癌：多好发于中老年人，可伴有排便习惯改变，或者血便。肠壁局部可见低回声肿物，病变处正常肠壁五层结构消失，病灶可侵犯肠周系膜，也可发生淋巴结转移，无同心圆征与套管征，可与肠套叠鉴别。

【特别提示】

肠套叠的超声图像具有典型特征，同时好发年龄与果酱样便也是该疾病的重要特征。

7.3.3　阑尾炎

【临床特点】

阑尾炎是外科常见的急腹症，以急性阑尾炎多见。常见原因有：①梗阻，最常见的是粪石、食物残渣、寄生虫等造成的梗阻，或阑尾壁内淋巴组织增生或水肿而致梗阻；②感染，常见感染菌群为大肠埃希菌、粪球菌及脆弱类杆菌等。急性阑尾炎的典型症状为：转移性右下腹痛、恶心、呕吐和发热等。腹痛多开始于上腹部，6～8h逐渐向下腹转移，最后腹痛固定于右下腹。

【超声表现】

典型阑尾炎超声特征：阑尾增粗、管径≥6mm，管腔扩张，腔内见粪石等。随病情进展，管壁可不对称性增厚，脓肿形成，周围组织水肿，腹腔内积液。

各病理类型超声特点如下。

① 急性单纯性阑尾炎：长轴切面显示阑尾为一盲端的管状结构，短轴切面呈同心圆征，直径6～8mm，管壁呈低回声、稍增厚，层次尚清晰，阑尾腔稍扩张，压迫不易变形，彩色多普勒超声示阑尾管壁可探及少许血流信号（图7-3-3）。

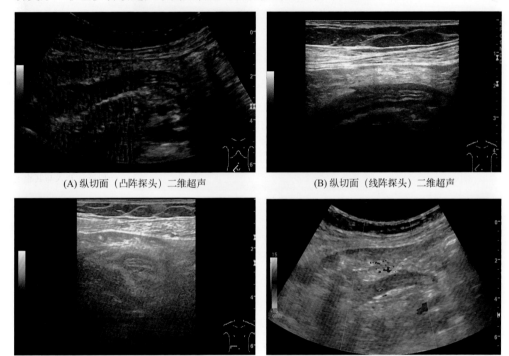

(A) 纵切面（凸阵探头）二维超声　　　　　(B) 纵切面（线阵探头）二维超声

(C) 横切面（线阵探头）二维超声　　　　　(D) 纵切面（凸阵探头）彩色多普勒超声

图7-3-3　急性单纯阑尾炎声像图

患者，女性，48岁，转移性右下腹痛1天。（A）示阑尾增粗，管壁增厚；（B）示阑尾壁增厚，肠壁边缘毛糙；（C）示阑尾管壁增厚，呈同心圆征；（D）示管壁见少许血流信号

② 急性化脓性阑尾炎：阑尾明显增粗，一般直径＞10mm，管壁明显肿胀，不对称增厚，呈双层征，模糊不清，阑尾腔扩张，内见脓性弱回声光点漂浮，长轴切面似蚯蚓状或手指状，末端钝圆；短轴切面同心圆征更明显。彩色多普勒超声显示增粗的管壁血流信号明显增多。部分可见强回声粪石（图7-3-4）。

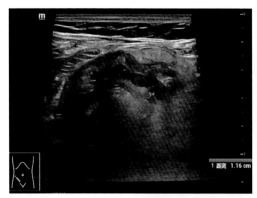

(A) 纵切面二维超声

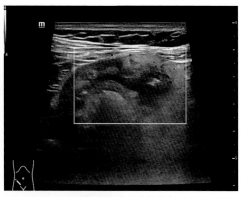

(B) 纵切面彩色多普勒超声

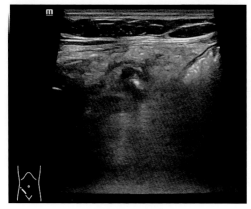

(C) 横切面二维超声

图7-3-4　急性化脓性阑尾炎声像图

患者，女，29岁，转移性右下腹痛伴发热5天。（A）示阑尾管壁不对称增厚，管腔扩张，测量直径约11.6mm；（B）示阑尾壁血流信号增多；（C）示肠壁增厚，呈同心圆征

③ 坏疽性阑尾炎：阑尾明显增粗，管壁形态不规整甚至消失，管腔显著扩张，内部回声混杂，可见脓液和粪石；阑尾周围见局限性积液。阑尾穿孔时，管壁连续性中断，腔内积液与阑尾周围积液相通。当伴有腹膜炎时周围肠管麻痹，可见肠管扩张、积气、积液、蠕动减弱（图7-3-5）。

【鉴别诊断】

超声对阑尾炎与以右下腹痛为表现的其他疾病的鉴别有重要意义，如输尿管结石、肠系膜淋巴结肿大、肠道肿瘤及多种妇科疾病（如异位妊娠、黄体破裂、卵巢囊肿蒂扭转等）。

① 右侧输尿管结石：右下腹痛常沿输尿管走行区向外阴及大腿内侧放射，如无合并感染不伴发热；尿常规检查可见红细胞；超声显示右侧输尿管扩张、结石、结石以上部位的输尿管及右肾积液。

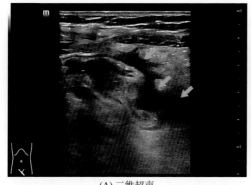
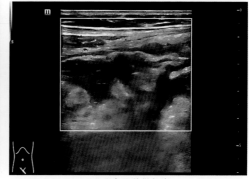

(A) 二维超声 (B) 彩色多普勒超声

图7-3-5 坏疽性阑尾炎声像图

患者，男，30岁，右下腹痛伴发热1周。（A）示阑尾增粗、管腔明显扩张，局部管壁连续性中断，周围积液，肠周脓肿形成；（B）示脓肿区（低回声区）无明显血流信号

②肠道肿瘤：阑尾周围脓肿需与右半结肠肿瘤鉴别。阑尾周围脓肿患者多有发热，以及腹痛、恶心、呕吐等急性胃肠道病史，超声检查发现右下腹混合性包块，边界不清，回声杂乱，内可见残存的部分肿胀阑尾，探头压之疼痛，周围脂肪组织水肿。肠道恶性肿瘤超声表现为实性或混合性包块，多呈偏心性，部分呈假肾征等，边界较清晰，内部血供丰富，探头压之可无明显压痛。

③右侧输卵管异位妊娠：有停经史，下腹痛，尿/血HCG（+），可伴有阴道出血，超声检查右侧附件区见混合回声包块，经阴道超声检查如发现包块内妊娠囊及胎芽胎心搏动即可确诊，破裂者于盆腔或腹腔内可见游离的积液（积血）。

④右侧卵巢囊肿蒂扭转：有卵巢囊肿病史，突发剧烈腹痛；超声可见右下腹有囊性、实性或混合性包块，囊壁可增厚，血流信号可增加，如果扭转时间过久，可发生缺血，血流信号未探及。右侧正常卵巢无法显示，但可显示正常阑尾声像。

⑤黄体或卵巢滤泡囊肿破裂：发生于月经后2周，无停经史，HCG（−），一般不伴发热；超声检查见附件区囊性或混合性包块，盆腔可见游离性积液，结合病史可诊断。正常阑尾可探及。

【特别提示】

随着疾病的发生发展，阑尾炎声像图也会发生相应改变，需要综合临床信息以及疾病发展规律诊断。

7.3.4 结肠癌

【临床特点】

结肠癌全球发病率位居第二位，大体肉眼分为肿块型、浸润型和溃疡型。其组织学分型包括：①腺癌，约占3/4，镜下显示不同程度的腺样结构穿过黏膜肌层侵袭黏膜下层。②黏液癌，镜下显示癌组织内出现大量黏液（多于肿瘤的 50%），分化低，预后较腺癌差。③未分化癌，镜下显示细胞弥漫成片或呈团块状，无管状结构或鳞状上皮巢，分化很低，预后最差。临床表现：大便习惯改变，如大便次数增加、便稀，往往伴有血便。病灶较大或缩窄型肠癌易发生肠梗阻，伴有腹痛，可扪及腹部包块。结肠癌易发生淋巴结转移及远处转移，以肝、肺多见。

【超声表现】

结肠癌常表现为假肾征，即肿瘤所累及肠管管壁显著增厚，呈低回声实性肿块，肠腔内可见气体回声，整体类似肾脏结构，但无肾锥体、肾盂、肾盏及肾门脉管结构。彩色多普勒超声可显示实性低回声肿物内不规则血流信号，但不能探及肾门动、静脉及肾实质树枝状血流信号。双侧肾脏可在腹膜后脊柱两旁清晰显示（图 7-3-6）。

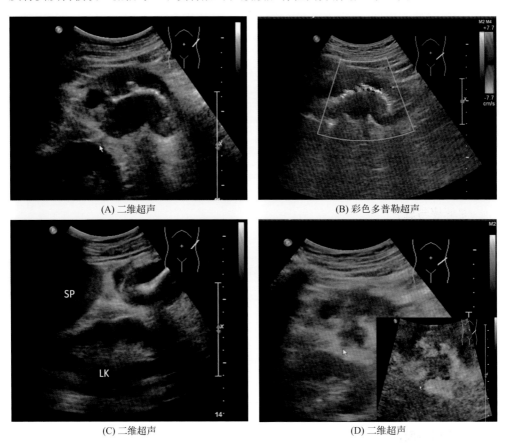

(A) 二维超声　　　　　　　　　　　　　(B) 彩色多普勒超声

(C) 二维超声　　　　　　　　　　　　　(D) 二维超声

图7-3-6　结肠癌声像图

患者，男，60岁，左下腹疼痛不适一年余，无腹胀、呕吐、血便及发热。手术显示：结肠癌侵犯肾周脂肪囊。（A）经腹部超声扫描，降结肠肿物呈假肾征；（B）示肿物实性部分少许点状血流信号，未见肾门动、静脉及肾实质树枝状血供；（C）降结肠肿物毗邻脾脏和正常左肾；（D）箭头示病灶与左肾脂肪囊关系密切，局部放大可见病灶可疑侵犯浆膜层，局部呈条索样向肾周脂肪囊延伸

SP—脾；LK—左肾

【鉴别诊断】

① 肠结核：超声多表现为受累肠壁增厚肿胀，血流信号增多，与周边肠管粘连，可呈洋葱皮样，回声杂乱伴不规则强回声。可伴有腹水及肠系膜淋巴结肿大。结肠癌病灶多呈假肾征，肠腔狭窄，可伴有血便、肠梗阻，未见洋葱皮样特征。

② 克罗恩病：好发于回肠末端及右半结肠，超声表现为病变肠壁节段性增厚，多以黏膜下层和肌层增厚为主，肠壁层次结构可存在或模糊不清，血流信号增多；病变肠壁可伴发溃疡、瘘管、肠管狭窄，常伴腹腔脓肿或炎症包块。结肠癌病灶外正常肠壁不会出现节段性增厚表现。

③ 异位肾：异位侧肾窝空虚，无正常肾动、静脉显示。可于盆腔、脊柱前探及肾脏回声，肾脏实质及集合系统结构清晰，彩色多普勒可显示肾门及实质典型血供特点。结肠癌出现的假肾征，无正常肾脏血流，双侧肾脏可在腹膜后脊柱两旁清晰显示。

【特别提示】

较大的结肠癌容易引起肠梗阻等症状，当看到肠梗阻的时候，注意排查结肠癌病变。

7.3.5　直肠癌与肛管癌

【临床特点】

直肠癌与肛管癌是消化道很常见的恶性肿瘤，因为位置较低，涉及肛门保全。其大体分型有肿块型、浸润型、溃疡型三型。按组织学将其分为以下 3 种。①腺癌：主要是柱状细胞、黏液分泌细胞和未分化细胞。②腺鳞癌：也称腺棘细胞癌，由腺癌细胞和鳞癌细胞构成。主要见于直肠下段和肛管，较少见。③未分化癌：癌细胞弥漫呈片状或团状，不形成腺管状结构，细胞排列无规律，癌细胞较小，形态较一致，预后差。直肠癌及肛管癌的患者常见的症状主要包括：①排便习惯改变，以便频、腹泻或便秘为主，有时腹泻和便秘交替，里急后重，肛门坠胀，并常有腹部隐痛。②血便，一般出血量不多，间歇性出现，有时伴黏液血便。可伴贫血、消瘦、乏力等全身症状。

【超声表现】

肿瘤在超声图像上表现为低回声病变，正常肠壁五层结构可以在超声上表现为相应五层反射界面，如果哪一层的反射界面层次中断，则表示肿瘤侵犯的深度。如由内而外，病灶局限在黏膜及黏膜下层，固有肌层完整，表示病灶为 T_1 期；病灶侵犯固有肌层，但局限在肠壁内，为 T_2 期；病变穿透肠壁侵犯肠周脂肪组织为 T_3 期（图 7-3-7、图 7-3-8）；病灶侵犯周边邻近脏器如膀胱、前列腺、精囊腺、子宫、阴道等则为 T_4 期。肠道周边脂肪组织可探及淋巴结回声，多表现为类圆形或椭圆形的低回声，直径大于 5mm 时发生转移的概率较大。

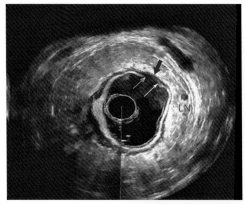

(A) 经直肠三维超声（横断面）

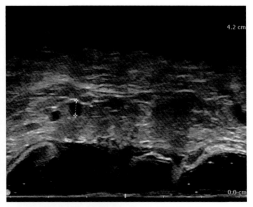

(B) 经直肠线阵高频超声（长轴切面）

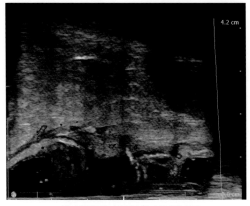

(C) 经直肠线阵高频超声（长轴切面）

图7-3-7　直肠癌声像图

患者，男，54岁，大便带血2个月，大便不成形，一天5～6次，肠镜发现直肠肿物，病理为中分化腺癌。（A）示肠壁低回声病变，约占据1/2肠周，侵犯肠壁全层（黄色箭头示黏膜下层高回声带连续性中断，白色箭头示固有肌层低回声带中断，红色箭头示直肠与肠周脂肪组织的高回声界面连续性中断），直肠肿物旁系膜内可见淋巴结声像（LN）。（B）经直肠12MHz高频探头显示肿瘤上下累及范围、肠壁浸润深度及肠周淋巴结。（C）示病灶内丰富的血流信号

【鉴别诊断】

① 直肠腺瘤：可单发或多发，带蒂或宽基底，病变基底部区域肠壁黏膜下层、肌层和浆膜层清晰，连续性好。肿物血流多由基底部向内呈树枝状分布。直肠癌病变则至少累及黏膜下层，浸润深者肠壁全层可中断，甚至侵犯周围器官，肿物血流多垂直于肠壁。

② 痔：肛柱附近低回声隆起，局限于黏膜层，多呈现迂曲扩张血窦样结构，彩色多普勒可显示病灶内红蓝相间的血流信号。直肠癌侵犯肛管或者肛管癌，病变可侵犯肛门内外括约肌，不仅仅局限于肛柱附近，血流往往以动脉为主。

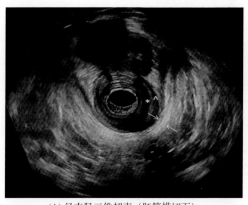
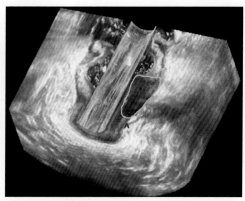

(A) 经直肠三维超声（肛管横切面）   (B) 经直肠三维超声（肛管冠状面）

图7-3-8　肛管癌声像图

患者，女，71岁，便秘2年，2～3天一次，一年前出现便中带血，大便成形、变细。肛查入肛2cm处，肛管左侧壁可触及一肿块，约占肛管半周，质硬，指套未带血。（A）示肛管左后壁低回声肿物，肛门内括约肌（*）和联合纵肌（∧）被累及，肛提肌（两箭头之间）与肿瘤分界尚清；（B）示肛管左侧壁低回声肿物（黄色线圈内），肛门内括约肌（*）和联合纵肌（∧）被累及

【特别提示】

肠道准备及肠道气体排出是检查清晰的前提。此外，病变较大引起肠道狭窄的患者，经直肠超声检查时注意探头是否能够通过狭窄段，动作轻柔，避免造成穿孔。

7.3.6　间质瘤

【临床特点】

间质瘤是一类起源于胃肠道间叶组织的肿瘤，发病率约1/10万，男性稍多于女性，发病中位年龄为60～65岁，儿童罕见。间质瘤可发生于消化道的任何部位，其中以胃原发性间质瘤多见，占50%～70%；其次是小肠，占20%～30%；结直肠占10%～20%；食管约占6%；肠系膜、网膜及腹腔后发生者罕见。组织学上依据瘤细胞的形态可将间质瘤分为梭形细胞型（70%）、上皮样细胞型（20%）及梭形细胞-上皮样细胞混合型（10%）3大类。本病主要症状取决于肿瘤的大小和位置，通常缺乏特异性。患者早期多无自觉症状，随着肿瘤增大，可见消化道出血、腹痛、吞咽困难、腹部包块及胃肠道梗阻等症状，病程常达数年。腹腔播散则可出现腹水，远处转移以肝转移常见。

【超声表现】

① 肿物来源于肠壁，多位于固有肌层，大小从几毫米至数十厘米不等，圆形或类圆形，边界清楚，突向腔内或腔外。肿块内部回声中等偏低，不均匀，较大的肿块内部有液性暗区，偶可见强回声钙化灶（图7-3-9）。

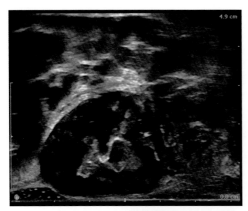
(A) 经直肠线阵高频超声

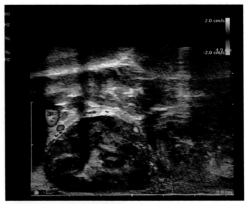
(B) 经直肠线阵高频超声

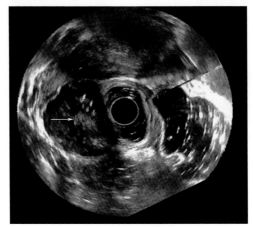
(C) 经直肠三维超声

图7-3-9　直肠间质瘤声像图

患者，女，31岁，无自觉症状，体检发现盆腔占位1个月。直肠指检于距肛门5cm右侧肠壁触及一肿物，表面光滑，活动度尚好。实验室检测结果：实验室检查及肿瘤标志物未见异常。超声引导下穿刺活检，病理提示梭形细胞肿瘤，免疫组化诊断为胃肠间质瘤。（A）经直肠线阵高频超声（12MHz）显示肠壁内实性低回声肿物，向肠腔外生长，边界清，椭圆形，似有包膜，内部回声不均匀，可见不规则液性暗区及强回声斑；（B）彩色多普勒超声显示病灶边缘区域条状及短棒状血流信号；（C）经直肠三维超声示直肠右侧壁8～11点方向实性病灶（——），向肠腔外突出，与子宫相邻

② 彩色多普勒超声显示肿瘤实性部分内血流信号较丰富。

【鉴别诊断】

① 结肠癌：肿瘤多呈假肾征，周边为实质性低回声，似肾皮质，中心肠腔内气体为强回声。肠壁结构因肿瘤浸润而层次分界不清，肿物可向肠腔凸出，呈团块或菜花状，亦可向肠外生长侵犯周边脏器。患者常有血便、肠梗阻、体重减轻等症状。间质瘤可发生在肠道任何位置，以椭圆形或类圆形膨胀性生长为主，肠壁黏膜及黏膜下层

较少发生中断，似有包膜，内部以低回声为主，如果生长过快可见液性暗区，不会出现假肾征。

②直肠腺瘤：可单发或多发，带蒂或宽基底，病变基底部区域肠壁黏膜下层、肌层和浆膜层清晰，连续性好。肿物血流多由基底部向内呈树枝状分布。间质瘤以椭圆形或类圆形膨胀性生长为主，很少带蒂，病灶血流不呈树枝状分布。

③平滑肌瘤：发生于肠壁内，以肌壁间多见，其肌层低回声连续性中断，黏膜层及浆膜层完整，往往局限于肠壁。间质瘤通常因为没有症状，发现时体积相对较大，往往向肠腔外突出，内部回声不均匀，容易发生液化坏死，超声显示为无回声区。

（刘　敏）

第8章

腹膜后及腹腔超声检查

8.1 腹膜后及腹腔超声检查方法

【患者准备】

一般无须特殊准备，宜空腹检查，以减少胃内食物和肠道内粪便的影响。必要时检查前饮水 800 ～ 1000mL 或口服超声造影剂，以胃为透声窗，更有利于左上腹深部结构的观察，尤其是左侧肾上腺区。腹部胀气者，可用缓泻剂或消胀药物，以减少肠气干扰。如观察下腹部和盆腔腹膜后病变，嘱受检者饮水使膀胱充盈。

【仪器调节】

选用高分辨率实时超声诊断仪，首选凸阵探头，成人一般选用频率为3 ～ 5MHz 的探头，儿童可用 5 ～ 7MHz 的探头，新生儿可用 7 ～ 10MHz或更高频率的探头。病灶较表浅时，可选用 9 ～ 12MHz 的线阵探头，有利于观察解剖结构和局部细节。

【扫查方法及要点】

扫查腹膜后及腹腔时，患者采用仰卧位，必要时采用侧卧位或俯卧位。检查时充分暴露腹部，双手置于头侧以增大肋间隙。通过腹部正中切面、经肋间斜切面、经侧腹冠状切面、经背部肾区切面等，配合体位进行纵切面、横切面、斜行扫查。注意适当调节图像深度，以恰好全部显示腹腔内容物为宜。可对前腹壁适当加压，避免肠气干扰，改善腹腔和腹膜后肿物的显示。结合呼吸运动或 Valsalva 动作扫查，观察肿物的活动性及其与肠管的关系。

扫查双侧肾上腺时，取左侧卧位，经肋间斜切面，肝作声窗，显示右肾上极后向头侧扫描，可探及右侧肾上腺。取右侧卧位，经侧腰部冠状切面，由腋后线扫向腹主动脉左侧和左肾上极，可探及左侧肾上腺。其余腹膜后脏器在相关章节已详述。

腹膜后病变扫查范围根据临床具体要求而定：对临床已触及的腹部肿物，超声检查可以重点放在肿物区域，进行纵切面、横切面观察，评估肿物与周边毗邻结构的关系。对未触及的肿物或要求全面检查的，则需系统地进行整个腹部和盆腔的扫查。可在肋缘至腹股沟间自上而下、从左至右，对纵切面、横切面及其他任选切面进行全腹连续扫查。发现病灶后，需评估病灶数目、大小、位置、形态、回声、与周边结构毗邻关系、血供等，通过显示病灶与腹膜后脏器的关系、与呼吸运动是否同步，进行腹腔和腹膜后疾病的诊断和鉴别诊断。

腹膜及腹腔扫查应全面系统，了解腹、盆腔脏器的整体情况，包括腹膜潜在腔隙和隐窝内有无积液。对于已婚女性盆腔的检查，必要时可用经阴道腔内探头，观察盆壁及直肠子宫陷凹情况。

8.2　正常肾上腺的超声图像及测量方法

【正常解剖及超声图像】

肾上腺属于人体的内分泌器官，由皮质和髓质两部分组成。肾上腺外形有一定的个体差异。右侧肾上腺呈三角形或锥形，位于右肾上极前内上方，其前方有肝右叶和十二指肠上部，其内侧位于下腔静脉的背侧，后方与膈肌相邻，超声扫描时定位于下腔静脉后方、肝右后下缘与右肾内上方的区域。左侧肾上腺近似于扁平的半月形，覆于左肾上极的内侧，向下延伸至肾门靠近肾动脉处，其前方有胰尾、胃和网膜囊，其后方为膈肌，超声扫描时定位于腹主动脉左侧、左肾上极、脾脏内下方之间的区域。

正常肾上腺声像图有较大差异，可呈横置的"Y"或"V"字形、"一"字形、月牙形等，皮质呈等回声或低回声，髓质为皮质包绕的高回声线。正常肾上腺血流信号通常难以探及。

【断面显示】

见图 8-2-1。

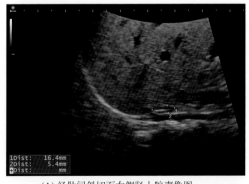
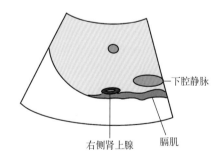

(A) 经肋间斜切面右侧肾上腺声像图　　　　(B) 经肋间斜切面右侧肾上腺示意图

图8-2-1

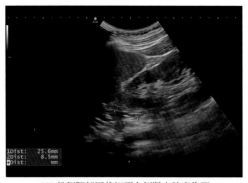
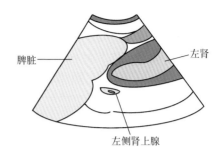

(C) 经侧腰部冠状切面左侧肾上腺声像图　　　　　　(D) 经侧腰部冠状切面左侧肾上腺示意图

图8-2-1　正常双侧肾上腺超声断面

【测量方法及正常参考值】

腹膜后和腹腔脏器，由于胃肠道气体干扰，尤其腹膜后病变位置深在，超声检查显示率受超声仪器图像分辨率、受检者体型和操作者技巧影响较大。正常肾上腺，成人显示率为右侧 90%～100%、左侧 70%～80%，新生儿肾上腺体积大，位置表浅，双侧显示率 100%。成人肾上腺长度为 3～6cm，宽度为 2～4cm，厚度为 3～6mm，体积小，仅为肾脏的 1/30；新生儿肾上腺体积相对较大，约为肾脏的 1/3，出生时肾上腺长度平均（17.3±1.6）mm，出生后，肾上腺迅速变小，皮质萎缩，42 天后长径平均（7.7±0.9）mm，1 岁时与成人的大小相仿。

8.3　常见腹膜后及腹腔病变

8.3.1　肾上腺皮质腺瘤

【临床特点】

肾上腺皮质腺瘤是最常见的肾上腺良性肿瘤，发生在肾上腺皮质的一组异源性肿瘤。据统计，本病尸检发生率高达 2%，90% 为单侧发病，仅 10% 为双侧发病。但 80% 为无功能性肾上腺皮质腺瘤，少数伴激素分泌，称功能性肾上腺皮质腺瘤。功能性肾上腺皮质腺瘤多见于 30～50 岁女性。80%～90% 肾上腺皮质腺瘤分泌醛固酮，是原发性醛固酮增多症的主因，表现为高血压、低钾高钠血症、肌无力或麻痹、消瘦、多尿等。10%～20% 肾上腺皮质腺瘤分泌糖皮质激素，引起皮质醇增多症（库欣综合征），表现为满月脸、水牛背、向心性肥胖、紫纹、多毛、痤疮等。

【超声表现】

肾上腺区探及圆形或椭圆形的实性低回声结节，边界清，边缘光滑，有完整包膜，内部回声均匀。彩色多普勒超声检测示病灶内及周边通常未见明显血流信号。肾上腺皮质腺瘤体积较小（直径＜3cm），分泌醛固酮的肾上腺皮质腺瘤直径仅约1cm，无功能性肾上腺皮质腺瘤通常为1～2cm，分泌糖皮质激素的肾上腺皮质腺瘤较大，为2～3cm（图8-3-1）。

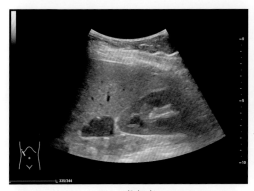 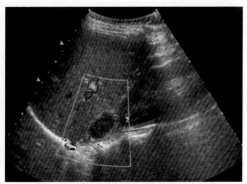

(A) 二维超声　　　　　　　　　　　　　(B) 彩色多普勒超声

图8-3-1　肾上腺皮质腺瘤声像图

（A）示右侧肾上腺区实性低回声结节，大小约28mm×17mm，边界清，包膜完整，内部回声均匀；（B）示病灶内未见血流信号

【鉴别诊断】

① 肾上腺皮质结节性增生：通常为双侧多发病变，伴有内分泌功能异常，约85%引起皮质醇增多症，与肾上腺分界不清，双侧腺瘤与肾上腺皮质结节性增生鉴别困难。

② 肾上腺淋巴瘤：呈三角形，像肿大的肾上腺，通常为双侧，多伴其他部位淋巴瘤或淋巴结肿大。

③ 与肾上腺周围正常结构如副脾、增粗的膈肌脚、胰尾、肿大的淋巴结等的鉴别。

【特别提示】

超声可作为肾上腺肿瘤的筛查方法，能发现仅5～6mm的小腺瘤，但超声有一定的局限性，有较高的技术依赖性，且体型肥胖患者显示困难，对超声显示不清而有明显症状的患者，应行CT或MRI检查。

8.3.2　肾上腺皮质腺癌

【临床特点】

本病较罕见，分为功能性与无功能性两种。其中80%以上为功能性肾上腺皮质腺癌，表现为皮质醇增多症或性征异常（男性性早熟、女性男性化）。新生儿肾上腺皮质腺癌常发生低血糖综合征。功能性肾上腺皮质腺癌临床症状出现早，易早期发现，瘤体相对较小。无功能性肾上腺皮质腺癌多因肿瘤大，压迫毗邻脏器，出现上腹部不适、胀痛或可触及腹部肿块等，也可因肿瘤向远处脏器转移出现临床症状而被发现。该肿瘤生长快，易发生浸润和转移，常侵犯肾上腺静脉和下腔静脉，形成癌栓，肝转移较常见，预后差。

【超声表现】

肾上腺区见类圆形或椭圆形实性肿物，边缘不规则，呈分叶状，边界不清，多数呈低回声。肿瘤体积较小时，表面相对较光滑，内部回声较均匀。瘤体多数较大，直径在 3cm 以上。肿瘤内部可有出血或坏死液化，呈混合回声，可见边缘不规则、透声差的无回声区。约 30% 肿瘤内部可见点状或斑片状强回声，后方伴有声影。部分肿瘤内部可见放射状回声（瘢痕征）。在肾上腺静脉或下腔静脉内探及低回声癌栓。较大的肿瘤可压迫或推移毗邻脏器，局部与周围脏器分界不清。对侧肾上腺大小与形态多无明显异常。肾上腺癌多数血供丰富（图 8-3-2）。

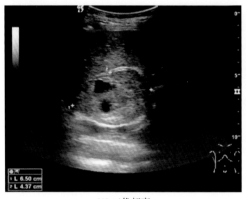 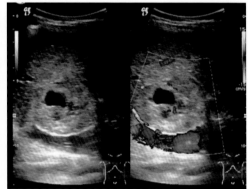

(A) 二维超声　　　　　　　　　(B) 肾上腺皮质腺癌彩色多普勒超声

图8-3-2　肾上腺皮质腺癌声像图

（A）示右侧肾上腺区实性低回声肿物，大小约65mm×44mm，不规则形，边界不清，内部回声不均匀，可见强回声点，肿物推压右肾；（B）可见点状血流信号

【鉴别诊断】

① 肾上腺皮质腺瘤：通常单侧发病，大多数不伴有内分泌功能异常，而皮质醇增多症明显，尤其伴有性征异常的低龄患者，应警惕为皮质腺癌。

② 肾上腺转移癌：瘤体较大者似肾上腺皮质腺癌，有原发病史可供鉴别，极少数肾上腺转移癌患者发生肾上腺功能亢进，但症状较轻，皮质醇增多症或性征异常的临床表现出现时间较晚。

③ 嗜铬细胞瘤：瘤体较大时，因出血、坏死、囊性变表现为混合回声，与肾上腺皮质腺癌类似，主要是通过特征性临床表现鉴别，比如高血压和高代谢等症状。

【特别提示】

超声检查对肾上腺皮质腺癌的诊断价值较大，可作为临床诊断本病的首选方法。但对于皮下脂肪和肾周脂肪较厚的患者，超声分辨率有限，可选择 CT 检查，对于腹膜后转移性淋巴结和毗邻脏器浸润的判断，CT 更为直观、细致。

8.3.3　嗜铬细胞瘤

【临床特点】

嗜铬细胞瘤主要起源于肾上腺髓质，多为单侧单发，常见于右侧，约 10% 为双侧发病。约 10% 为家族性发病，与常染色体显性遗传疾病相关，比如多发性内分泌腺瘤 Ⅱa 型。约 10% 可发生在肾上腺外，如腹主动脉旁、肾门、髂动脉、膀胱、胸腔及纵隔等处，称为副神经节瘤或化学感受器瘤。10% ～ 13% 肾上腺内和 40% 肾上腺外嗜铬细胞瘤为恶性，但影像学和病理学均难以区分良恶性，需长期随访。本病临床表现复杂，主要是儿茶酚胺分泌增多引起的高血压和高代谢等症状，如阵发性或持续性高血压、难以控制的恶性高血压，伴随发作性头痛、出汗、心动过速，也可出现高体温、高血糖、高钾血症、高钙血症等。嗜铬细胞瘤生长较快，容易发生瘤内出血和囊性变。

【超声表现】

嗜铬细胞瘤呈圆形或椭圆形，边缘光滑完整，直径多为 2 ～ 6cm，良性瘤体也可较大，据报道巨大者可达 22cm。肿瘤有完整的包膜，与肾包膜回声构成典型的海鸥征。肿瘤较小时，呈均匀低回声。肿瘤较大时，呈混合回声，因出血、坏死、囊性变出现不规则无回声区。良性病灶可具有局部侵袭性，侵犯下腔静脉和肾脏包膜。恶性嗜铬细胞瘤通常体积较大，边缘不规则，多呈分叶状，包膜不完整，局部与周围组织分界不清，可伴有腹膜后、腹主动脉旁或远处淋巴结转移，其他脏器出现转移灶等。彩色多普勒超声显示病灶血供丰富（图 8-3-3）。

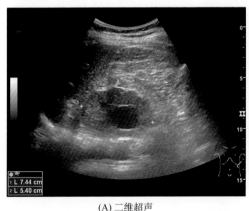 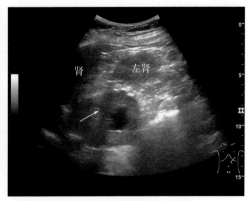

(A) 二维超声　　　　　　　　　　　　(B) 二维超声

图8-3-3

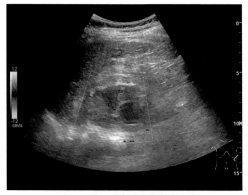

(C) 彩色多普勒超声

图8-3-3 嗜铬细胞瘤

（A）示左侧肾上腺区混合回声肿物，大小约74mm×54mm；（B）示病灶边缘完整，内见囊性变，与脾脏、左肾分界清（➔）；（C）示病灶内点条状血流信号

【鉴别诊断】

嗜铬细胞瘤主要应与肾上腺皮质腺癌鉴别。两者均瘤体较大，呈圆形或椭圆形，内部以低回声为主，可见囊性变，鉴别诊断有一定困难。嗜铬细胞瘤相对边缘较规则，皮质腺癌则边缘不规则，与周围组织分界不清，常伴点状或斑片状钙化，这与嗜铬细胞瘤有明显区别。此外，患者的临床症状对鉴别诊断有较大帮助。

【特别提示】

对可疑嗜铬细胞瘤患者，需扫描双侧肾上腺区及腹主动脉旁、肾门、髂动脉、膀胱、胸腔及纵隔等肾上腺外区域。在非神经组织内如肝脏发现肿瘤，应想到转移的恶性嗜铬细胞瘤可能。对较小的异位嗜铬细胞瘤，超声检查很难发现。可疑患者若超声结果为阴性，仍不能排除嗜铬细胞瘤。进行超声检查时，对可疑患者不要加压扫描，以免瘤体受到刺激释放大量儿茶酚胺类物质而诱发高血压危象。

8.3.4 肾上腺转移癌

【临床特点】

肾上腺为恶性肿瘤好发的转移部位之一，仅次于肺、肝和骨骼。最常见的转移至肾上腺的原发肿瘤是肺癌、乳腺癌、肝癌、肾癌、胆管癌、结肠癌等。原发性肿瘤转移至肾上腺的途径，以血行转移为主，也可经淋巴转移或原发肿瘤直接浸润肾上腺。肾上腺转移癌多数为无功能性肿瘤，少数发生肾上腺功能低下。

【超声表现】

多为单侧单发，双侧发生转移的也可见，是最常见的累及双侧肾上腺的病变。其超声表现为患侧肾上腺增大，正常肾上腺难以显示；转移癌大小不一，以 3 ~ 5cm 多见，不规则形或椭圆形，边缘不光滑，呈分叶状，内部回声不均匀，以低回声为主。体积较大者，可达 10cm 以上，内部可出现出血、坏死、液化和钙化。少数转移癌与毗邻脏器分界不清楚。彩色多普勒超声可探及点条状或弯曲纤细的血流信号（图 8-3-4）。

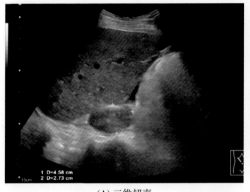

(A) 二维超声　　　　　　　　　　　　　(B) 彩色多普勒超声

图8-3-4　肾上腺转移癌声像图

双侧肾上腺区各可见一实性低回声结节（左侧大小约18mm×15mm，右侧大小约46mm×27mm），椭圆形，边缘不光滑，内部回声不均匀（A）或欠均匀（B），病灶内未见明确血流信号

【鉴别诊断】

一般情况下，如有原发肿瘤，超声检查发现肾上腺区实性占位，首先考虑转移癌。当原发肿瘤为易向肾上腺转移的疾病，如上文所述，即可确诊。本病需要与肝右后叶、肾上极、腹膜后、胰尾部等脏器的恶性肿瘤突入肾上腺区鉴别。比如，观察邻近脏器包膜是否连续完整，肿瘤与邻近脏器标志结构的距离，嘱患者深呼吸实时观察肿瘤与邻近脏器有无相对运动，彩色多普勒观察肿瘤血供情况等。另外，应与肾上腺其他类型肿瘤进行鉴别，比如肾上腺皮质腺瘤、肾上腺皮质腺癌等。

【特别提示】

肾上腺转移癌临床常见，起病隐匿，多数无肾上腺内分泌异常的临床表现，诊断较困难，通常在超声或 CT 检查时检出。应用超声诊断肾上腺病变明显提高了肾上腺转移癌的检出率。肾上腺转移癌的超声表现结合患者原发肿瘤的病史，多能诊断正确。

8.3.5　神经母细胞瘤

【临床特点】

神经母细胞瘤是小儿最常见的恶性胚胎性肿瘤之一，约 90% 发生于 4 岁之内，成人罕见。约半数以上发生于肾上腺髓质，其余可发生于交感神经节链、腹膜后或纵隔。神经母细胞瘤的恶性程度与患儿年龄密切相关。1 岁以内恶性度低，具有明显自限性，发生纤维化和钙化而消失，或分化成良性的神经节瘤。1 岁以上患儿肿瘤生长快，预后不良，可在短期内突破包膜向周围浸润或远处转移，晚期可发生特征性眼眶转移。

【超声表现】

神经母细胞瘤超声表现为腹部不均质肿块，常发生于单侧肾上腺，瘤体较大，多为 6 ~ 8cm，少数可达 10cm 以上，边缘不规则，表面呈结节状，内部回声不均匀，可有点状或不规则强回声斑，局部出现液化坏死形成的无回声区。肿瘤内部血流信号丰富，可探及动脉型血流，走行不规则。瘤体较大时，周围脏器因受浸润而分界不清，或受推压而移位或变形（图 8-3-5）。

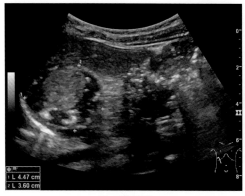 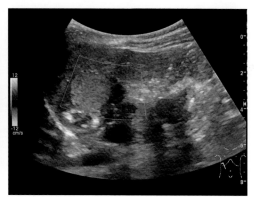

(A) 二维超声   (B) 彩色多普勒超声

图 8-3-5 神经母细胞瘤声像图

（A）示右侧肾上腺区实性低回声肿物，大小约 45mm×36mm，边缘不规则，内部回声不均匀，可见点状或不规则强回声斑；（B）示肿物内短棒状血流信号

【鉴别诊断】

① 肾母细胞瘤（Wilms 瘤）：发病年龄与神经母细胞瘤相似，也主要见于婴幼儿和小儿，超声表现可与神经母细胞瘤类似，但两者的原发脏器不同。肾母细胞瘤发生在肾内，通常肾脏的大部分（包括肾实质、肾窦和肾门）被肿瘤破坏或占据，正常肾脏回声消失。而神经母细胞瘤发生在肾外，仔细扫描可显示肿瘤下方受推压移位的正常肾脏回声。

② 其他肾上腺恶性肿瘤：如肾上腺皮质腺癌，肿瘤较大且边缘极不规则，内部回声同样不均匀，但内部回声相对较低，肿瘤内常见出血、坏死、液化等征象；神经母细胞瘤内部回声相对较高，内见散在或弥漫分布的高回声或低回声结节，常有点状或不规则钙化。

【特别提示】

神经母细胞瘤最多见于婴幼儿，约占该年龄组恶性肿瘤的 8%。本病具有明显的临床体征和超声特征，应用超声诊断肾上腺神经母细胞瘤较为容易。同时，超声可观察周围脏器有无受侵、周围淋巴结有无转移等，进行肿瘤分期，帮助临床评估病情程度和预后。

8.3.6　腹膜转移癌

【临床特点】

腹膜癌是指在腹膜上发生或发展的一类恶性肿瘤，包括原发性和继发性两种，前者主要是原发性腹膜癌和腹膜恶性间皮瘤，后者则是各类肿瘤形成的腹膜转移癌，如来自胃肠道肿瘤和妇科肿瘤的腹膜转移癌。原发性腹膜癌较罕见，多数腹膜癌是胃癌、结直肠癌、卵巢癌等的转移癌。约 70% 的胃癌患者在诊断时已经明确有腹膜癌发病风险，而卵巢癌的发展必然表现为腹膜癌。

【超声表现】

腹膜转移癌最常见的超声表现：腹膜增厚，可见片状低回声肿块，边界不清，内部回声不均匀，可见细小或斑块状钙化，常合并腹水。广泛侵犯大网膜时则表现为网膜明显增厚呈"饼块"样，合并腹水时，大网膜"饼块"可游离于水中，也可与壁腹膜或肠管粘连，或完全覆盖在肠管表面（图 8-3-6）。其他征象还包括肠系膜增厚、肠系膜淋巴结肿大、肠管纠集粘连等。彩色多普勒超声可探及肿瘤内点条状血流信号。腹膜转移癌最容易侵犯的部位为右膈下区、肝肾隐窝、大网膜和直肠子宫陷凹（Douglas 陷凹），超声检查时，应对上述区域进行重点检查。

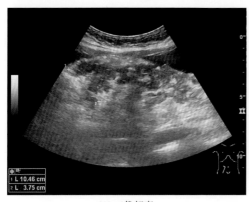
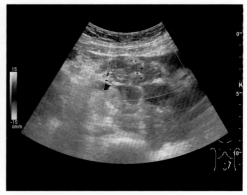

(A) 二维超声　　　　　　　　　　　　　　(B) 彩色多普勒超声

图8-3-6　腹膜转移癌声像图

（A）示网膜明显增厚呈"饼块"样，合并腹水，完全覆盖在肠管表面；（B）示肿瘤内可见点状血流信号

【鉴别诊断】

① 原发性腹膜癌：十分罕见，通常为恶性间皮瘤。恶性间皮瘤来源于腹膜或胸膜

上皮细胞，中年男性好发，多有石棉接触史，约 33% 首发于腹膜，超声表现为腹膜壁层及脏层弥漫性增厚并多发实性结节，聚集成层状或明显肿物，回声较低，偶尔为均匀的无回声，但后方回声无增强。其超声表现与腹膜转移癌类似，需结合原发肿瘤病史进行鉴别。

② 结核性腹膜炎：临床不少见，多见于青壮年。病理改变可分为渗出、粘连、干酪三型，疾病发展过程中各类型病变可并存，没有特异性超声表现。通常表现为腹膜、网膜、肠系膜不规则或结节样增厚，一般超过 1.5cm，回声不均匀增强，出现肠管纠集、粘连，位置固定，肠管严重粘连者可出现肠管扩张、肠蠕动增强，甚至不全肠梗阻征象。常伴有游离或包裹性腹水，肠系膜、腹膜后等部位淋巴结肿大。与腹膜转移癌不易鉴别，需结合原发肿瘤病史。

【特别提示】

对于女性患者，可使用经阴道腔内探头，更清晰地扫描盆腔腹膜转移癌。除腹膜外，还应扫描腹腔内实质脏器，判断有无转移。诊断困难时，超声引导下组织活检有助于确诊。

8.3.7 腹水、腹膜脓肿

8.3.7.1 腹水

【临床特点】

正常腹膜腔内含有 50 ~ 75mL 清亮液体，起润滑作用，超声不显示。当腹膜腔内液体增多时出现腹腔积液，即腹水。形成腹水的病因很多，90% 以上是由肝硬化、恶性肿瘤、淤血性心力衰竭、肾衰竭、结核性腹膜炎引起的。腹腔积血、积尿、乳糜腹水、胆汁性腹水相对少见。根据蛋白含量，腹水可分为漏出液与渗出液两种。根据腹水分布情况可大致估计腹水量，少量腹水患者仰卧位时，液体多聚集在两侧腹及盆腔；大量腹水时，腹腔脏器漂浮其中，可以超声实时引导进行腹水的诊断和治疗性穿刺。

【超声表现】

漏出液一般为无回声［图 8-3-7（A）］。渗出液则表现多样，如积液内见细小低回声、细线样或片絮状高回声分隔等［图 8-3-7（B）］。腹腔出血的超声表现取决于出血时间，新鲜出血表现为低回声或含有细小微粒的较强回声，即凝血块，加压扫查或改变体位可自由移动，偶见液体分层现象。腹腔内血肿呈不均匀低回声，内部有不规则的无回声、分隔及碎屑回声。

【鉴别诊断】

① 少量腹水时应与腹腔内正常含液结构鉴别：少量腹水的边界依周围组织分布，呈多角的不规则外形并可随体位改变移动，含液肠腔可见液体位于肠腔内，随肠道蠕动而流动。

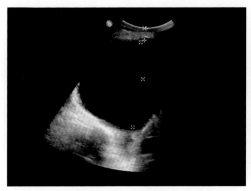
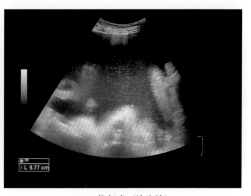

(A) 二维超声（漏出液）　　　　　　　　　　　(B) 二维超声（渗出液）

图8-3-7　腹水声像图

（A）漏出液，呈无回声；（B）渗出液，内见云雾状低回声

② 游离性腹水与包裹性腹水的鉴别：a. 游离性腹水可随患者体位改变而变动，分布于腹腔脏器和肠管之间，不规则形，边缘呈锐角；b. 包裹性腹水边缘常圆钝，可推移周围脏器，有占位效应，不随体位改变而消失。

【特别提示】

临床物理检查方法只能够检出500mL以上的腹水，而超声对腹水的显示灵敏准确。少量腹水患者仰卧位时，液体多聚集在腹腔低位，应重点扫描两侧腹及盆腔。大量腹水时，应描述腹腔各部位的腹水深度。

8.3.7.2　腹腔脓肿

【临床特点】

本病由急性腹膜炎局限化引起。残留脓液积存在腹壁与脏器、肠系膜或肠管之间，多被大网膜粘连包裹。腹腔脓肿好发部位依次为膈下、肝下、盆腔及肠间隙。超声引导下经皮脓肿穿刺引流是首选的治疗方法，超声随访是最为简单易行的疗效评估手段。

【超声表现】

腹腔脓肿呈椭圆形或不规则形，边界不清，脓肿壁不规则，内部多有低回声碎屑及分隔。当脓腔内含有气体时，内有点状强回声伴后方彗星尾征。超声发现脓腔内气体回声是诊断腹腔产气菌感染所致脓肿的有力证据（图8-3-8）。

【特别提示】

术后患者由于切口敷料限制声窗、腹腔肠管胀气等因素干扰，超声有时不易显示肠间隙脓肿。特别是肠管麻痹出现肠腔积液时，较难与肠间隙脓肿鉴别，进行脓肿穿刺引流时需要十分谨慎。

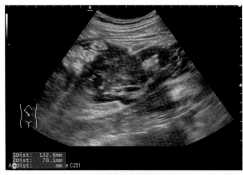
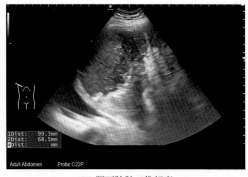

(A) 肠间隙脓肿二维超声　　　　　　　　　(B) 膈下脓肿二维超声

图8-3-8　腹腔脓肿声像图

（A）示肠间隙可见不规则形低回声区，边界不清，内部可见低回声碎屑及分隔；（B）示膈下可见不规则形低回声区，边界不清，内部可见点状强回声伴后方彗星尾征

（符　娟）

第9章

病例分析与诊断报告书写

【病例要点】

男性，63岁。

主诉：外院体检发现肝占位性病变半月余。

现病史：患者半个月前体检B超发现肝占位、AFP升高，考虑肝癌可能；遂入当地医院后查AFP 34.30ng/mL，上腹部CT平扫＋增强结果提示：肝左叶占位性病变，考虑肝癌可能性大。

症状：病程中无腹痛、腹胀、恶心、呕吐、呕血、畏寒、发热、皮肤巩膜黄染、皮肤瘙痒等不适；患者精神、食欲良好；大小便正常，体重下降约2kg。

既往史：发现HBsAg（＋）半月余，口服替诺福韦治疗。

个人史、过敏史：无特殊。

肿瘤家族史：哥哥患有肺癌，现已去世。

检验结果：

CA19-9（45.70U/mL）、AFP（32.20ng/mL）升高；

CEA正常；

HBsAg（＋），HBsAb（－），HBeAg（＋），HBcAb（＋），HBeAb（＋）；

AST（77.3U/L）、ALT（87.8 U/L）升高；

ALB、TBIL正常；

PT、D-D、APTT、INR正常。

【超声诊断报告】

常规超声检查：

肝脏大小正常范围，肝脏表面凹凸不平，实质回声增粗、增强、分布不均匀，肝S8见一个低回声肿物，大小约为58mm×57mm，椭圆形，边界欠清，内部回声不均匀，病灶后方回声无明显改变［图9-1（A）］。肝中静脉及肝右静脉受压变细，肝左静脉和门静脉内未见明显异常回声。第一肝门区未见异常淋巴结回声。

CDFI：上述病灶周边探及点条状血流信号［图9-1（B）］。

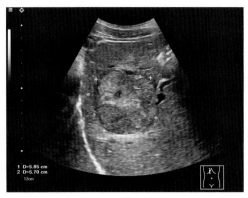

(A) 二维超声

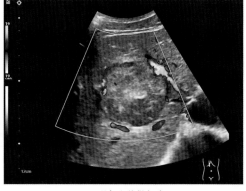

(B) 彩色多普勒超声

图9-1　肝脏病灶声像图

肝脏表面凹凸不平，实质回声增粗、增强、分布不均匀。肝S8见一个低回声肿物，大小约为58mm×57mm，椭圆形，边界欠清，内部回声不均匀，病灶后方回声无明显改变。CDFI：上述病灶周边探及点条状血流信号

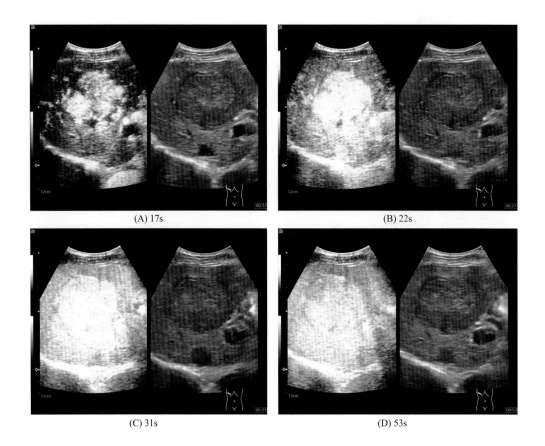

(A) 17s

(B) 22s

(C) 31s

(D) 53s

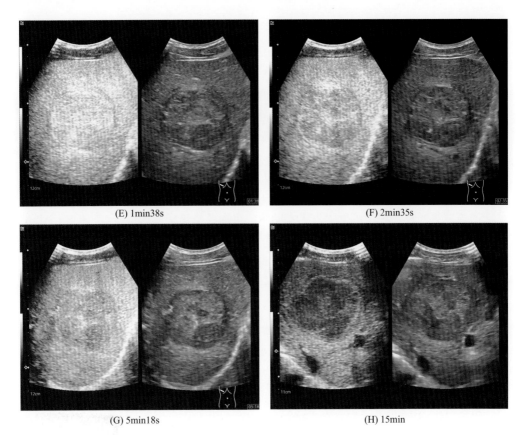

(E) 1min38s   (F) 2min35s

(G) 5min18s   (H) 15min

图9-2　肝脏病灶超声造影图像

动脉相（A—B）：均匀高增强；门脉相（C—E）：等增强；延迟相（F—G）：轻度消退；
库否相（H）：显著低增强

超声造影检查：

经外周静脉团注 Sonazoid 造影剂 0.8mL，上述肝 S8 病灶于动脉相呈均匀高增强，门脉相呈等增强，延迟相（约 2min 35s）呈轻度消退，库否相（15min）呈显著低增强。延迟相及库否相扫描：其他肝段未见明确异常消退灶。

超声提示：

肝 S8 实性占位，考虑肝细胞癌（HCC）造影声像。

肝硬化声像。

【诊断依据】

63 岁男性，乙型肝炎病史，AFP 可疑升高，CA19-9 轻度升高。肝硬化背景；病灶呈低回声，椭圆形，边界欠清，内部回声不均匀。肝内胆管未见异常。超声造影（CEUS）：动脉相（AP）均匀团状高增强，门脉相（PVP）等增强，延迟相（DP）约 2min 35s 呈轻度消退，库否相呈显著低增强。

【鉴别诊断】

① 胆管细胞癌：多见于中老年，CA19-9 及 CEA 升高，AFP 及 PIVKA Ⅱ 多正常。二维超声特征可似 HCC，可伴有肝内胆管扩张。CEUS：AP 环状或网格状不均匀高增强，AP 晚期开始消退，PVP 及 DP 呈显著消退。

② 肝转移癌：有原发肿瘤病史。二维超声呈牛眼征，多发。CEUS：AP 不均匀高增强，1min 内开始消退，PVP 及 DP 呈显著消退。

③ 肝细胞腺瘤：多见于育龄期女性，多无乙型肝炎背景，肿瘤标志物不高。CEU：AP 团状高增强，PVP 等增强，DP 低或等增强。

④ 肝脏局灶性结节增生（hFNH）：多见于年轻人，多无乙型肝炎背景。二维超声呈低回声或等回声，彩超可见中央粗大动脉，可探及轮辐状血流信号。CEUS：AP 呈离心性增强，迅速全瘤强化，PVP 及 DP 呈等或高增强。

⑤ 肝血管瘤：多见于年轻人，多无乙型肝炎背景。二维超声多呈高回声，边界清楚，内部可见筛孔状结构。CEUS：AP 呈边缘结节状增强，向中央充填，PVP 及 DP 多呈等增强，少部分病灶可见消退。

【手术病理】

（肝脏肿物）镜检为中分化肝细胞癌，梁索型，未累及肝被膜，未见明确脉管内癌栓（MVI 分级：0 级）及神经束侵犯；未见明确坏死及卫星结节；癌旁肝组织呈慢性肝炎（G3S4）改变，伴少量肝细胞脂肪变性。

免疫组化：HepPar-1（+），Arginase-1（+），AFP（少量 +），Glypican-3（+）。

第 10 章

示范性操作视频+超声造影诊断肝脏局灶性病变讲课视频

10.1 腹部扫查示范性操作视频

10.2 超声造影基本原理及其在肝脏局灶性病变诊断中的应用

参考文献

[1] 周永昌，郭万学.超声医学.4版.北京：科学技术文献出版社，2004.

[2] 周永昌，郭万学.超声医学.5版.北京：科学技术文献出版社，2006.

[3] 郭万学.超声医学.6版.北京：人民军医出版社，2011.

[4] 唐杰，郭万学.超声医学.7版.北京：龙门书局，2024.

[5] 李安华，魏玺，吴薇，等.中国肿瘤整合诊治技术指南（CACA）丛书——超声显像［M］. 天津：天津科技技术出版社，2023：1-190.

[6] 李安华，邹如海，陈琴，等.腹部超声诊断临床图解.北京：化学工业出版社，2019.

[7] Forner A，Reig M，Bruix J. Hepatocellular carcinoma. Lancet（London，England），2018， 391（10127）：1301-14.

[8] Leoni S，Piscaglia F，Granito A，et al. Characterization of primary and recurrent nodules in liver cirrhosis using contrast-enhanced ultrasound：which vascular criteria should be adopted？ Ultraschall Med，2013，34（3）：280-7.

[9] Dietrich CF，Nolsoe CP，Barr RG，et al. Guidelines and Good Clinical Practice Recommendations for Contrast Enhanced Ultrasound（CEUS）in the Liver - Update 2020 - WFUMB in Cooperation with EFSUMB，AFSUMB，AIUM，and FLAUS. Ultraschall Med， 2020，46（10）：2579-2604.

[10] Kono Y，Lyshchik A，Cosgrove D，et al. Contrast Enhanced Ultrasound（CEUS）Liver Imaging Reporting and Data System（LI-RADS（R））：the official version by the American College of Radiology（ACR）. Ultraschall Med，2017，38（1）：85-6.

[11] Jeong WK，Kang HJ，et al. Diagnosing Hepatocellular Carcinoma Using Sonazoid Contrast-Enhanced Ultrasonography：2023 Guidelines From the Korean Society of Radiology and the Korean Society of Abdominal Radiology. Korean J Radiol，2023，24（6）：482-497.

[12] 中华医学会肝病学分会.代谢相关（非酒精性）脂肪性肝病防治指南（2024年版）［J］.中华肝脏病杂志，2024，32（5）：418-434.

[13] Wennmacker SZ，Lamberts MP，Di Martino M，et al. Transabdominal ultrasound and endoscopic ultrasound for diagnosis of gallbladder polyps. Cochrane Database Syst Rev，2018， 8（8）：CD012233.

[14] Huang SS，Lin KW，Liu KL，et al. Diagnostic performance of ultrasound in acute cholecystitis：a systematic review and meta-analysis. World J Emerg Surg，2023，18（1）：54.

[15] 中华医学会外科学分会胆道外科学组.胆管扩张症诊断与治疗指南（2017版）［J］.中华消化外科杂志，2017，16（8）：767-774.

[16] Todani T，Watanabe Y，Toki A，et al. Classification of congenital biliary cystic disease： special reference to type Ic and IVA cysts with primary ductal stricture. Journal of Hepato-Biliary-Pancreatic Surgery，2003，10（5）：340-344.

［17］ Sidhu PS，Cantisani V，Dietrich CF，et al. The EFSUMB Guidelines and Recommendations for the Clinical Practice of Contrast-Enhanced Ultrasound（CEUS）in Non-Hepatic Applications：Update 2017（Short Version）. Ultraschall Med，2018，39：154-180.

［18］ Corvino A，Granata V，Tafuri D，et al. Incidental Focal Spleen Lesions：Integrated Imaging and Pattern Recognition Approach to the Differential Diagnosis. Diagnostics（Basel），2023，13（15）：2536.

［19］ Leppäniemi A，Tolonen M，et al. 2019 WSES guidelines for the management of severe acute pancreatitis. World J Emerg Surg，2019，14：27.

［20］ Mottet N，van den Bergh RCN，Briers E，et al. EAU-EANM-ESTRO-ESUR-SIOG Guidelines on Prostate Cancer-2020 Update. Part 1：Screening，Diagnosis，and Local Treatment with Curative Intent. Eur Urol，2021，79（2）：243-262.

［21］ B.A. B，V.A. P，et al. Rectal Cancer，Version 2.2022，NCCN Clinical Practice Guidelines in Oncology. J Natl Compr Canc Netw，2022，20（10）：1139-1167.

［22］ Benson AB，Venook AP，et al. Colon Cancer，Version 2.2021，NCCN Clinical Practice Guidelines in Oncology. J Natl Compr Canc Netw，2021，19（3）：329-359.

［23］ Motzer RJ，Jonasch E，et al. Kidney Cancer，Version 3.2022，NCCN Clinical Practice Guidelines in Oncology. J Natl Compr Canc Netw，2022，20（1）：71-90.

［24］ Benson AB，Venook AP，et al. Anal Carcinoma，Version 2.2023，NCCN Clinical Practice Guidelines in Oncology. J Natl Compr Canc Netw，2023，21（6）：653-677.

［25］ 沈理，章建全，顾新刚，等. 口服造影剂胃超声检查规范操作专家共识意见（草案）（2020年，上海）［J］. 中华医学超声杂志：电子版，2020，17（10）：17-36.

［26］ 刘敏，李安华. 经直肠三维超声对直肠癌诊断的研究进展［J］. 中华医学超声杂志：电子版，2023，20（11）：1199-1202.

［27］ Huang DY，Yusuf GT，Daneshi M，et al. Contrast-enhanced ultrasound（CEUS）in abdominal intervention. Abdom Radiol（NY），2018，43（4）：960-976.

［28］ Carrasquillo JA，Chen CC，Jha A，et al. Imaging of Pheochromocytoma and Paraganglioma. J Nucl Med，2021，62（8）：1033-1042.